希氏–浦肯野系统起搏技术

主　审　白　明
主　编　杨宝平
副主编　杨　莉
　　　　于　妍

甘肃科学技术出版社

图书在版编目（CIP）数据

希氏-浦肯野系统起搏技术 / 杨宝平主编. -- 兰州：
甘肃科学技术出版社，2021.8（2023.9重印）
  ISBN 978-7-5424-2854-7

  Ⅰ. ①希… Ⅱ. ①杨… Ⅲ. ①心脏起搏器-研究
Ⅳ. ①R318.11

  中国版本图书馆CIP数据核字(2021)第161976号

希氏–浦肯野系统起搏技术

杨宝平　主编

责任编辑　刘　钊
封面设计　张玉兰

出　版　甘肃科学技术出版社
社　址　兰州市城关区曹家巷1号　730030
电　话　0931-2131572(编辑部)　0931-8773237(发行部)

发　行　甘肃科学技术出版社　印　刷　三河市铭诚印务有限公司
开　本　710mm×1020mm　1/16　印　张　16.5　插　页　2　字　数　290千
版　次　2021年8月第1版
印　次　2023年9月第2次印刷
印　数　501~1550
书　号　ISBN 978-7-5424-2854-7　　　定　价　138.00元

前 言

自从1967年Scherlag提出直接希氏束起搏的概念以来，希氏束起搏经历了缓慢的发展过程。由于缺乏专有的植入工具，在希氏束部位固定电极导线非常困难。直到2004年之后Select Secure系统运用于临床，实心的3830主动导线配合专用的C304/C315递送鞘应用进一步促进了HBP的发展。由于希氏束起搏是最符合生理的起搏方式，尤其是对起搏依赖的患者，可以预防右心室心尖部长期起搏导致的心力衰竭。中国学者在该领域做出了突出的贡献。2017年黄伟剑教授首创的左束支区域起搏，有力地助推了希浦系统起搏在治疗心力衰竭合并左束支传导阻滞患者中的应用，以及永久性房颤合并心力衰竭的希-浦系统联合房室结消融的治疗技术。

近三年来，希-浦系统起搏技术在全世界范围得到了快速的发展，尤其是在国内更是如火如荼地开展。作者自2019年2月开展本单位首例希-浦系统起搏技术以来，对该项技术产生了浓厚的兴趣，逐渐将该项技术常规化，对有起搏器适应证的患者，全部采用希-浦系统起搏技术，积累了一点经验，与科室内对该技术有兴趣及有经验的同道，将该项技术的具体细节、注意事项等编撰成册，主要目的是通过收集资料，总结病例，总结经验与教训，促进学习。本书主要用于科室内部学习，同时分享与有兴趣的同道共勉。本书中部分图片摘自网络资料，在此予以说明。本书中第一、二、三、四、五章由杨宝平、杨莉共同撰写，于妍参与相关工作。其中杨宝平完成约15.5万字，杨莉完成约13.5万字，不足之处及不正确的地方，恳请本专业老师，同道批评指正。对于书中疏漏、谬误之处，敬请读者指正。

本书在编写过程中得到了甘肃省心血管病学科带头人白明教授的支持与指导，以及美某力公司工程技术人员、科室同道的大力支持，在此表示由衷的感谢！

杨宝平

于甘肃省中医院

2021年4月6日

目　录

第一章　希氏-浦肯野系统起搏的发展历史

第一节　希氏-浦肯野系统起搏的发展历史

Alanis等1958年率先描记希氏束电图。Scherlag等1969年开创了经导管记录希氏束电图的方法。Kaufmann和Rothberger1919年率先提出希氏束功能纵向分离的概念，即发自希氏束近端的传导纤维本身为单独的束支。James和Sherf1971年描述希氏束是绝缘纤维包绕的传导束。意义在于一些可能相对为近端病变的希浦氏传导系统疾病患者，起搏阻滞部位远端可能去除阻滞并导致QRS波。Narula的工作表明：LBBB患者，可通过起搏阻滞点远端部位纠正LBBB。

1893年Wilhelm His Jr首次描述了希氏束。1967年Scherlag提出直接希氏束起搏，并成功在动物模型上经心内膜起搏希氏束，这是人类迈向生理性起搏的重要里程碑。1970年，由Narula等学者将多极导管置于高于三尖瓣环的室间隔膜部上，从而实现了首个人工永久性希氏束起搏。2000年，Deshmukh等尝试对希-浦系统正常的房颤伴扩张型心肌病患者，运用普通主动电极在塑性钢丝（J弯，头端有小弯垂直于J平面）帮助下成功尝试了希氏束起搏，首次实现了人体永久性直接希氏束起搏治疗，并证明了其可行性。

自2004年之后，Select Secure系统运用于临床，实心的3830主动导线配合专用的C304/C315递送鞘应用进一步促进了HBP的发展。

2004年，Deshmukh等对39例慢性房颤伴心功能不全患者（QRS宽度s120ms，LVEF<0.40，NYHA分级为Ⅲ~Ⅳ级）植入希氏束电极，并进行了房室结消融，成功率72.9%。随访42个月，证明HBP是安全的，与右室心尖起搏比较，左心收缩和舒张功能得到改善，心输出量明显提高。

2006年，意大利Zanon等运用新型的主动固定起搏导线和配套操纵的输送鞘进行希氏束起搏，成功率达到92%（24/26），较早期非鞘送电极时期明显提升。

2011年，Zanon发表了单中心样本量最大的运用3830导线进行HBP的安全性研究，共307例患者中87例（28%）为Direct-HBP，220例（72%）为Para-HBP，随访20个月±10个月发生导线相关的并发症为2.6%。2017年，黄伟剑教授首次报道了左束支区域起搏纠正完全性左束支传导阻滞。

2012年，温州医科大学第一附属医院在中国最早开展希氏束起搏。

2013年，Barba-Pichardo等在冠状静脉窦（CS）电极导线植入失败的需再心脏再同步治疗（CRT）的患者中通过希氏束起搏纠正左束支传导阻滞，实现再同步化，平均纠正CLBBB的阈值为（3.09±0.44）V/0.5ms。希氏束起搏治疗心衰有效，但阈值高，引发了远期安全性顾虑。

2015年，中国黄伟剑完成首例左束支区域起搏。

2017年，中国黄伟剑报道首例左束支区域起搏。

国内学者在HBP方面取得了很大成绩，黄伟剑教授等于2018年在HEART杂志上发表了对于左束支传导阻滞患者行HBP的有效性研究结果。共74例患者入组，所有患者均成功行HBP，左束支传导阻滞纠正率高达97.3%，可接受纠正阈值的占75.7%，最终30例患者完成3年随访。结果显示患者起搏QRS时限明显缩窄，左心室射血分数（LVEF）显著提高。

2019年，中国黄伟剑等报道了在52名症状性AF和HF患者中行HBP联合房室结消融的临床结果，黄教授团队在42名患者（81%）中成功实施永久HBP，随访结果显示术后左室舒张末经、LVEF和心功能分级明显改善。QRS间期相比基线保持不变（107.1±25.8ms VS.105.3±23.9 ms）。一些中心在先进行His起搏，24周后进行房室结消融，而另一些中心在His起搏后即刻行房室结消融。

Occhetta等研究表明：与传统右室心尖起搏相比，长期希氏束旁起搏安全可行，可改善心功能和血流动力学参数，是直接希氏束起搏的良好替代部位。

近期对26个希氏束临床研究的荟萃分析显示：希氏束起搏的成功率由无传送鞘的54.6%提高到使用由鞘管导入导线（3830电极）的92.1%。三年了，中国学者在该领域发表了许多高质量的论文，尤其是在左束支区域起搏方面取得了很大的成绩。

第二节　希氏−浦肯野系统起搏目前存在的问题

尽管希氏束起搏（HBP）是生理性的起搏方式，但仍存在一定的局限性。对植入医生而言，尤其是初学者，HBP技术要求高，操作相对困难。虽然植入工具的改进简化了手术流程，提高了成功率，但是仍有部分患者希氏束电位无法标测到，致使手术失败。对于心房扩大，结构性心脏病及三尖瓣修复术后的患者，希氏束的标测及起搏仍有一定难度。由于希氏束的解剖特点，HBP时感知偏低，易出现心房交叉感知；阈值偏高，特别是对于束支传导阻滞患者，HBP纠正束支传导阻滞的阈值通常较高。阈值增加会使电量消耗增加，导致脉冲发生器使用寿命缩短。随着植入时间延长，局部组织的纤维化会导致阈值升高，甚至失夺获。当传导系统病变进展时，HBP无法提供保护，是否需要植入右心室导线备用，有待商榷。部分非近端阻滞或心肌病变造成的室内弥漫性传导阻滞患者并不适合行HBP。HBP纠正右束支传导阻滞（RBBB），改善心功能的机制尚不明确。目前缺乏适合HBP的脉冲发生器。HBP术后程控复杂，自动阈值测试功能并不适用于HBP。因此，人们不断在探索更可行和安全的传导系统起搏部位。

左束支区域起搏还存在许多尚待解决的问题。左束支起搏的定义及标准尚未统一。远期疗效及患者获益如何，还有待验证。左束支起搏存在潜在的风险，包括室间隔内血肿、穿孔、损伤冠状动脉等。部分导线位于室间隔内，室间隔收缩对导线的机械损伤以及导线拔除困难。左束支起搏是一个重大的创新，但左束支起搏的定义、标准及术式还有待规范，如何筛选合适的适应证也是亟待解决的问题。

随着此项技术的快速发展和病例的不断积累，中国学者在此领域的发展走在了世界的前列。2021年发表的"希浦系统起搏中国专家共识"规范了希-浦系统起搏的定义、标准、操作流程等，对该领域的发展将起到极大的促进作用。

参考文献

[1] Scherlag B J， Kosowsky B D， Damato A N. A technique for ventricular pacing from the His bundle of the intact heart.. 1967， 22（3）：584-7.

[2] Onkar S. Narula， Benjamin J. Scherlag， Philip Samet. Pervenous Pacing of the Specialized Conducting System in Man： His Bundle and A-V Nodal Stimulation. 1970， 41（1）：77-87.

[3] Khurshid S， et al. Incidence and predictors of right ventricular pacing-induced cardiomyopathy. Heart Rhythm 2014； 11： 1619e25. https：//doi. org / 10.1016/ j. hrthm.2014.05.040.

[4] Kiehl EL， et al. Incidence and predictors of right ventricular pacing-induced cardiomyopathy in patients with complete atrioventricular block and preserved left ventricular systolic function. Heart Rhythm 2016； 13： 2272e8. https：//doi. org / 10.1016 / j. hrthm.2016.09.027.

[5] Deshmukh P， Casavant DA， Romanyshyn M， Anderson K. Permanent， direct his-bundle pacing： a novel approach to cardiac pacing in patients with normal his-purkinje activation. Circulation 2000； 101： 869e77. https：//doi.org/ 10.1161/01.

cir.101.8.869.

[6] Sharma PS，et al. Permanent His-bundle pacing is feasible，safe，and superior to right ventricular pacing in routine clinical practice. Heart Rhythm 2015；12：305e12. https：//doi.org/10.1016/j.hrthm.2014.10.021.

[7] Abdelrahman M，et al. Clinical outcomes of His bundle pacing compared to right ventricular pacing. J Am Coll Cardiol 2018；71：2319e30. https：//doi.org/ 10.1016/j.jacc.2018.02.048.

[8] Kawashima T，Sasaki H. A macroscopic anatomical investigation of atrioventricular bundle locational variation relative to the membranous part of the ventricular septum in elderly human hearts. Surg Radiol Anat 2005；27：206e13. https：//doi.org/10.1007/s00276-004-0302-7.

[9] Vijayaraman P，et al. Permanent His bundle pacing： recommendations from a multicenter His bundle pacing collaborative working group for standardization of definitions，implant measurements，and follow-up. Heart Rhythm 2018；15：460e8. https：//doi.org/10.1016/j.hrthm.2017.10.039.

[10] Beer，D. et al. Clinical outcomes of selective versus nonselective His bundle pacing.

[11] Sharma PS，Ellison K，Patel HN，Trohman RG. Overcoming left bundle branch block by permanent His bundle pacing： evidence of longitudinal dissociation in the His via recordings from a permanent pacing lead. HeartRhythm case reports 2017；3：499e502. https：//doi.org/10.1016/j.hrcr.2017.08.002.

[12] Sharma PS，et al. Permanent His-bundle pacing as an alternative to biventricular pacing for cardiac resynchronization therapy： a multicenter experience. Heart Rhythm 2018；15：413e20. https：//doi.org/10.1016/ j.hrthm.2017.10.014.

[13] Sharma PS，et al. Permanent His bundle pacing for cardiac resynchronization therapy in patients with heart failure and right bundle branch block. Circ Arrhythm Electrophysiol 2018；11：e006613. https：//doi.org/10.1161/ circep.118.006613.

[14] Burri H，Keene D，Whinnett Z，Zanon F，Vijayaraman P. Device programming for His bundle pacing. Circ Arrhythm Electrophysiol 2019；12：e006816. https：// doi.org/10.1161/circep.118.006816.

[15] Saini A，et al. Novel method for assessment of His bundle pacing morphology using near field and far field device electrograms. Circ Arrhythm Electrophysiol 2019；12：e006878. https：//doi.org/10.1161/circep.118.006

（杨宝平　杨莉）

第二章 心脏特殊传导系统的解剖及电生理特点

第一节 心脏特殊传导系统的解剖

心脏的正常传导系统由特殊心肌纤维组成，包括：窦房结及其相邻部分、结间束、房室结及其相邻部分、希氏束、束支、浦肯野纤维（图2-1）。心脏传导系统的功能是发生冲动并传导到心脏各部，使心房肌和心室肌按一定节律收缩。

窦房结是卵圆形的柱体，由英国解剖学家Keith发现。窦房结位于上腔静脉和右心耳的界沟内（图2-2A），大部分结构在心外膜下，有些纤维伸向肌层，长1~2cm、宽0.5cm。由一组染色浅、纹路稀疏，并含有染色较深的胞核P细胞组成，成簇分布在一起。P细胞由胶原性、弹性及网织纤维包裹，P细胞是窦房结的自律细胞，也是心脏中最高级的起搏组织，起搏细胞仅占房结体积的0.5%。由于实房结上缝隙连接较少，其周围由纤维组织和血管及脂肪所包绕，因此不能与周围细胞紧密连接，而使窦房结细胞与结外相对游离。窦房结周围组织形成的阻滞区，使窦房结的冲动只能从有限的途径传出，窦房结的这种特殊结构保证了窦房结细胞低的静息电位能引起正常的起搏活动。窦房结的起搏节律决定整个心脏的活动频率。窦房结内的P细胞激动不是由单一起搏细胞发放，而是一群起搏细胞同步发放。早在1978年Boineau等提出起搏复合体的概念，直至2003年Schessler进一步完善了这个学说。窦房结起搏复合体是指窦房结的起搏活动不是开始于窦房结内固定的细胞，而是有多个优势起搏点，由其中起搏速率高的细胞决定整个窦房结的节律。一般情况下，窦房结中段细胞起搏速率最高，而窦房结的头端和尾端是起搏冲动的传出点。研究表明：人的窦房结有4个优先传出途径。从窦房结发生冲动后，沿结周优先传出途径传导，通过右心房，经Bach-mann束，冠状窦肌肉，或前上/后下房中隔联接传导至左心房（图2-2B）。窦房结的血液供应由1条横贯窦房结中心的窦房结动脉供应，该动脉65%来自右冠状动脉，35%来自左冠状动脉的回旋支。窦房结内动脉管径所占面积是邻近心房壁小动脉管径所占面积的8倍。血液供应相当于附近心房肌的15倍。窦房结有丰富的自主神经支配，特别是胆碱能神经纤维极其丰富，而肾上腺能神经纤维数量较少。因此，迷走神经对窦房结功能的影响较大。

与希-浦系统起搏相关的心脏解剖主要有房室结区，希氏束穿行区以及左束支走形区域，主要涉及 Koch 三角，膜部室间隔区及室间隔基底段前间隔以及后间隔区域。熟悉传导系统的解剖是希-浦系统起搏技术的基础，也是最重要的基础知识。

Koch 三角的解剖：Koch 三角位于心脏间隔，并构成右心房肌性房室间隔的心内膜面。致密房室结位于右心房心内膜的正下方，Koch 三角的顶点，向前至冠状窦口，正好位于三尖瓣隔瓣插入点上方，经 Todaro 肌腱汇集到中心纤维体。略微向前向上，是希氏束通过中心纤维体和房室间隔膜部后方穿透房室交界区的地方（图 2-3）。房间沟移位到了室间沟的最左边，并且房室瓣不是等平面的（三尖瓣的附属物进入中心体的最前面与二尖瓣有几毫米相邻区域）。因此房室交界真正的间隔部分（右心房左心室沟）将右心房的中下部位从左心室的后上分离出来（三尖瓣右上方左侧位于二尖瓣下方），Koch 三角可以认为是房室肌间隔的右心房侧。

房室结近端 2/3 由房室结动脉供血，而远端部分在 80% 的人当中由房室结动脉和左冠脉前降支（leftanterior descending，LAD）双重供血（图 2-4）。房室结动脉在 90% 的人当中起源于 RCA，在急性心肌梗死（AMI）时发生的房室传导障碍大多由房室结动脉近端闭塞导致，因此传导功能的障碍大多和下壁心肌梗死有关。

房室结（AVN）是一个心房内的结构，成人的心房室 AVN 区被分为 2 个延伸（向左向右），供应血管通常穿行在两区之间。两个分叉分别指向二尖瓣和三尖瓣，右下方的延伸区已被认为与房室结折返性心动过速（AVNRT）环路的慢路径有关。

正常的房室交界区被分为几个区域：过渡细胞区（是从心房工作细胞到房室结）、致密房室结和希氏束的贯穿部分。房室结和周结区至少有三种不同电生理细胞区：房结区（AN）、结区（N）和结希区（NH）（图 2-5A）。房结区对应过渡区细胞，在心房细胞后很快被激活。

结区相当于过渡区细胞与中结区细胞结合，结区细胞是最典型的结细胞，比心房肌细胞小，紧密排列，经常交织在一起。房室结的中心结区的钠离子通道的密变比房结区和结希区小，内向型 L 型钙离子通道是结细胞动作电位产生的基础。因此，致密房室结区的传导速度要比房结区和结希区慢。此外，结区细胞显示舒张期去极化，能够自动形成脉冲。致密房室结的结区细胞具有缓慢及延长的动作电位，并且对期前刺激的反应具有递减特性，故在房室传导延迟中起主要作用。它们很有可能是 Wenckebach 区以及钙通道阻滞药延迟房室传导的部位。快路径传导通过房室结似乎通过过渡区细胞绕开结区细胞，而慢路径传导穿过整个致密房室结。最重要的是慢路径冲动传导后的兴奋生的恢复要比快路径冲动传导后兴奋性的恢复快，原因还不是很清楚。结希区与较低的结区细胞相对应，通常位于文氏区的远端，连接到希氏束的绝缘穿透部位，结希区的动作电位在外观上更接近希氏束的快速上升和长动作电位。

房室结是心房与心室间的唯一正常的电连接，纤维骨架作为一个绝缘体阻止电冲动从其他途径传入心室。这个房室结的主要功能是调节心房脉冲传导到心室；房室结的主要功能是协调心房冲动向心房传导，它会导致心房心室间的延迟收缩，从而使心房收缩和心室充盈的完成先于心室收缩开始前，房室结的另一个主要功能是限制从心房向心室的脉冲传导。此功能在快速心房率（例如，在房颤、房扑期间），只有部分脉冲传到心室，其余的脉冲被阻塞在房室结中。另外，房室结的下部纤维能形成自发冲动，房室结可作为次级起搏点。

房室结区具有丰富的交感和副交感神经支配。交感刺激缩短房室结传导时间和不应期，迷走刺激延长房室结传导时间和不应期。房室结对迷走神经的负性传导反应是通过激活内向整流钾离子通道 IK（IKACh）介导的，导致房室结细胞的超极化和动作电位的缩短，使兴奋阈值提高，降低动作电位幅度，延长传导时间。交感刺激的正性传导作用是 L 型钙电流被激活的结果。房室结供血主要来自房室区动脉，其中右冠状动脉的分支约占 90%，回旋支占 10%。

房室结之后与其相接的是希氏束。希氏束与致密房室结的远端相连，向左穿过中央纤维体（这里被称为是"无分支"或"穿透"束）（远离右心房心内膜向室间隔方向进行），它出现在室间隔顶部，穿透膜部间隔沿室间隔走行 1~2cm 后分为左束支和右束支。从主动脉的角度看，希氏束是通过室间隔下方毗邻右冠窦和无冠窦之间的瓣叶纤维三角（图 2-5B）。

希氏束通过室间隔膜部与心房肌绝缘，通过中心纤维体的结缔组织与心室肌绝缘，因此可以阻止心房冲动绕过房室结。穿透部分的近端细胞是异质性的，类似致密房室结细胞，远端细胞则较大，与束支近端细胞和心室肌细胞相似。希氏束的长度 10~20mm，宽度 3~4mm，有左前降支和右冠状动脉的后降支的分支双重供血（图 2-3）。根据 105 例老人的尸体解剖，希氏束在间隔内的深浅位置和心肌的关系可以将希氏束分为三型。I 型最常见，约占 47%，希氏束走行于室间隔膜部下缘，由薄层心肌组织覆盖。该型能记录到小的希氏束电位。II 型占 32%，希氏束与室间隔膜部分离，由较厚的心肌组织覆盖，在心内膜基本记录不到希氏束电位。III型占21%，希氏束裸露，走行于心内膜下，常能够记录到清晰的希氏束电位（图2-6A、B、C）。房室结和希氏束区由丰富的胆碱和肾上腺素能神经支配，其密度超过心室肌的支配。无论是交感还是迷走神经刺激都不影响正常希氏束传导，但两者均可影响异常房室束传导。

右束支（right bundle branch，RBB）是一条细长的组织结构，起源于希氏束，在室间隔右侧面弓向前下，在前乳头肌根部开始分支。从右侧观察，似为希氏束的直接延伸，无明显交界，细而长，主干极少有分支。穿过室间隔右侧，并沿着右室心内膜表面延伸，到达右室的前外侧乳头肌。在此RBB再发出分支支配乳头肌、右心室表面的顶端和较低的位置（图2-7）。RBB的近段由房室结动脉和LAD的分支供血，而远段则主要由LAD的分支供血。

与RBB相比，左束支（left bundle branch，LBB）在解剖上更加分散。左束支起源于三尖瓣无冠窦与右冠窦之间，在室间隔偏后部分支，左前分支长而细、变异大，跨过左室流出道止于前乳头肌。左后分支为左束支的主要延续，短而粗，形态、长度较恒定，止于后乳头肌。间隔支存在于65%的心脏，起源及形态变异很大，最常起源于左后分支。

LBB的分支像瀑布一样分布于整个左心室，不同的分支在心内膜下相互联系，形成一个紧密的整体（图2-8）。左束支的分支形态解剖变异程度相当大（图2-9）。

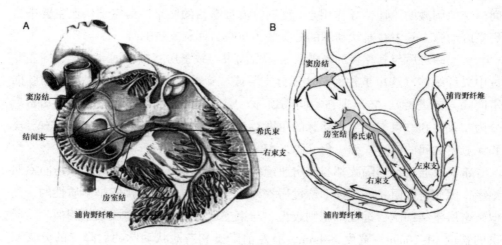

图2-1 心脏特殊传导系统示意图

A.心脏特殊传导系统及右心室解剖示意图；B.心脏传导系统示意图

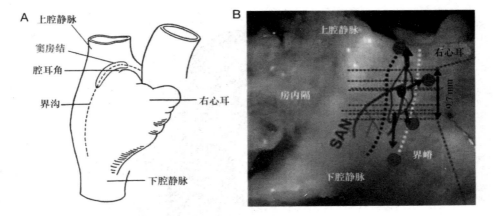

图2-2　窦房结解剖部位与窦房结激动传导

　　A.窦房结解剖部位示意图；B.窦房结平面图。其中蓝线为血管，红线范围内是窦房结，紫色点为窦房结的优势起搏点，紫色箭头为窦房结外出通路，粉红点为激动穿出点

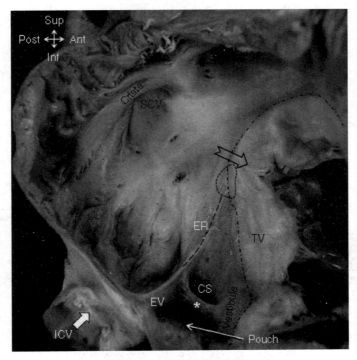

图2-3　Koch三角解剖图

　　图中红色区域为致密房室结，位于Koch三角顶部。三角的前缘为三尖瓣后瓣与右心房的附着处，后缘为Todaro腱，底部是冠状窦口前缘。蓝色部分为希氏束穿越膜部间隔的起始处，与其连接的黑色虚线为希氏束的走形路线。SCV：上腔静脉；IVC：下腔静脉；CS：冠状窦；EV：欧式瓣；ER：欧式嵴；Pouch：峡部的凹陷；TV：三尖瓣

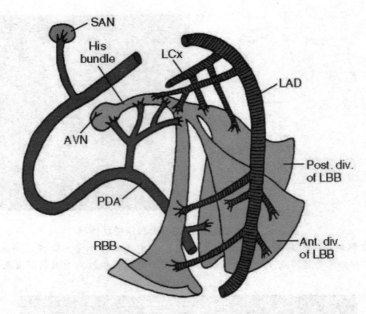

图2-4 心脏起搏传导系统的血液供应示意图

SAN：窦房结；AVN：房室结；His bundle：希氏束；LCx：左回旋支；LAD：左前降支；PDA：后降支；RBB：右束支；Post.div of LBB：左前分支；Ant.div.of LBB：左后分支。

（摘自 de Guzman M，Rahimtoola SH：What is the role f pacemakers in patients with coronary artery disease and conduction bnormalities？In Rahimtoola SH，editor：Controversies in coronary artery disease，Philadelphia，1983 FA Davis）

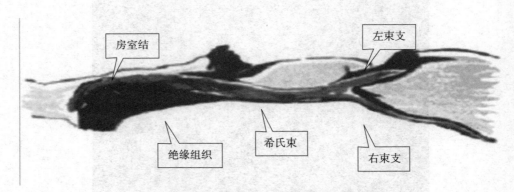

图2-5A 房室结、希氏束、左右束支走形图

希氏束长10~20mm，宽3~4mm；在希氏束内，左右束支是纵向分离的。

（摘自 Anderson RH，Ho SY，Becker AE：Anatomy of the human atrioventricular junctions revisited. Anat Rec 260：81-91，2000.）

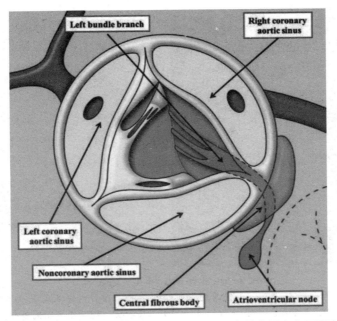

图2-5B 从主动脉窦的角度观察房室传导系统，希氏束从右冠窦和无冠窦之间穿过

Left bundle branch：左束支；Right coronary aortic sinus：右冠状动脉窦；Left coronary rtic sinus：左冠状动脉窦；Noncoronary aortic sinus：无冠状动脉窦；Atrioventricular node：房室结；Central fibrous body：中央纤维体。

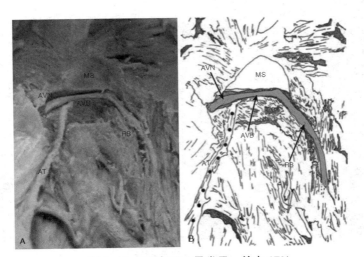

图2-6A：Ⅰ型HIS，最常见，约占47%

希氏束走行于室间隔膜部下缘，由薄层心肌组织覆盖。AVB：房室结；MS：膜部间隔；AVB：房室结；AT：三尖瓣附着处；RB：有束支。

（摘自 Kawashima T，Sasaki H：A macroscopic anatomical investigation of atrioventricular bundle locational variation relative to the membranous part of the ventricular septum in elderly human hearts. Surg Radiol Anat 27[3]：206-213，2005.）

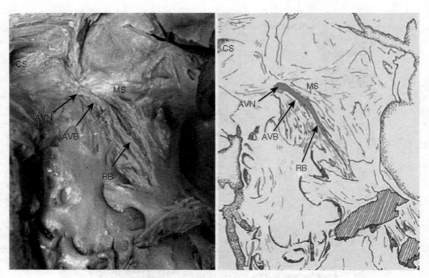

图2-6B：II型HIS，II型，占32%

希氏束与室间隔膜部分离，由较厚的心肌组织覆盖，在心内膜基本记录不到希氏束电位。CS：冠状窦；AVB：房室结；MS：膜部间隔；AVB：房室结；AT：三尖瓣附着处；RB：有束支。

（摘自Kawashima T，Sasaki H：A macroscopic anatomical investigation of atrioventricular bundle locational variation relative to the membranous part of the ventricular septum in elderly human hearts. Surg Radiol Anat 27[3]：206-213，2005.）

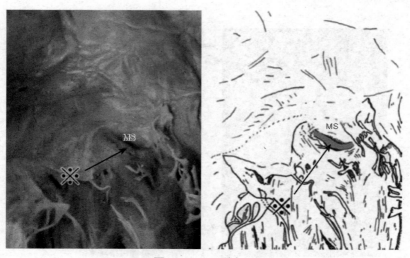

图2-6C：III型占21%

希氏束裸露，走行于心内膜下，常能够记录到清晰的希氏束电位。MS：膜部间隔。

（摘自Kawashima T，Sasaki H：A macroscopic anatomical investigation of atrioventricular bundle locational variation relative to the membranous part of the ventricular septum in elderly human hearts. Surg Radiol Anat 27[3]：206-213，2005.）

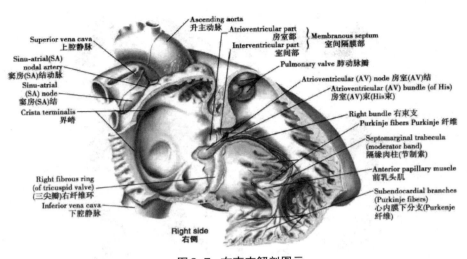

图2-7 右束支解剖图示

（摘自张卫光主译·《奈特人体解剖学彩色图谱》）

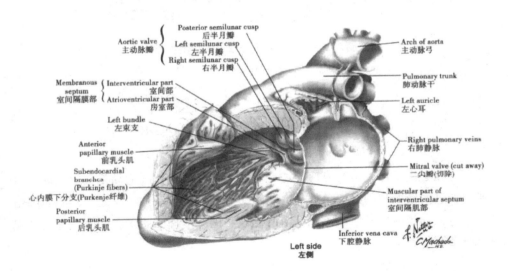

图2-8 左束支图示

（摘自张卫光主译《奈特人体解剖学彩色图谱》）

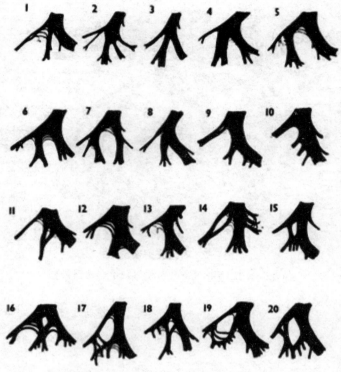

图2-9　20例健康人左束支解剖示意图

（摘自 Demoulin JC，Kulbertus HE. Br Heart 1972；34：807-14）

第二节　心肌细胞的分类与电生理特点

心房和心室不停地进行有序而协调的收缩和舒张交替的活动是心脏实现泵血功能、推进血液循环的必要条件。心肌组织是人体可激动的组织之一，心肌细胞的动作电位则是触发心肌收缩和泵血的动因，因此掌握心肌细胞的电生理活动规律具有重要的意义。

一、心肌细胞的分类

根据形态及功能不同，心肌细胞分为四种类型。

（1）P细胞：P细胞又称起搏细胞，在所有心肌细胞中体积最小。P细胞是自律性细胞，具有起搏功能，主要分布在窦房结与房室结中，尤其在窦房结最丰富。

（2）过渡细胞：过渡细胞又称T细胞，主要分布在窦房结、房室结及其周围，其功能是将P细胞产生的激动传播到心房肌细胞，起到桥梁作用。

（3）心房肌、心室肌细胞：心房肌细胞比心室肌细胞短而细，两者主要功能均为起到收缩作用。

（4）浦青野纤维：浦肯野纤维比心室肌细胞大，其在心内膜下变成过渡细胞，最后变成心肌细胞。

二、心肌细胞跨膜电位与分类

1.心肌细胞跨膜电位

心肌细胞膜内外的电位变化称为跨膜电位或膜电位，包括细胞处于静息时即细胞未受刺激时的静息电位和细胞兴奋的动作电位。正常情况下，细胞内阴离子主要是大分子的有机阴离子（A⁻），阳离子主要是较小的水合钾离子（K⁺），细胞外液中阴离子主要是水合钠离子（Na⁺），阴离子主要为氯离子（Cl⁻）。细胞内液钾离子的浓度为细胞外液的20～30倍，而细胞外液中的钠离子浓度约为细胞内液的10～20倍，心肌细胞膜上各种离子通道对带电荷的阴阳离子具有不同的通透性，加之细胞膜的半透性及离子泵的作用，造成细胞膜内外各种离子的不均匀分布，进而产生静息电位和动作电位。

2.心肌细胞跨膜电位的类型

（1）快反应细胞：快反应细胞是指动作电位0相的上升速度较高，呈快速除极，传导速度较快的细胞，又称快速纤维。正常情况下，快反应细胞具有以下电生理特点：①静息电位较大，约为-90mV；②阈电位在-70~-60mV的水平；③动作电位0相上升速率较高，如浦肯野纤维网可达1000V/s，且有明显的超射现象；④动作电位的振幅较大，膜电位可由-90~-80mV迅速上升至25~35mV；激动的传导速度快（1.5~5.0m/s）且易向邻近细胞传布，一般不易受损，故传导安全性高；⑤兴奋性和传导性恢复较快，在复极尚未完全结束之前即可恢复。快反应细胞包括：心房肌、心室肌、心房内特殊传导组织（结间束和房间束）以及心室内特殊传导组织（希氏束和浦肯野纤维）的细胞。

（2）慢反应细胞：慢反应细胞是指动作电位0相上升速率较低，传导速度缓慢（0.01~0.1m/s）的细胞，又称缓慢纤维。慢反应细胞的电生理特点：①静息电位低（-70~-60mV）；②阈电位为-40~-30mV；③动作电位0相的上升速率较低（低于12V/s），超射现象不明显；④动作电位的幅度较低，膜电位仅可上升0~+15mV；⑤传导速度缓慢，易发生阻滞，单向阻滞往往发生在缓慢反应纤维处，故慢反应的安全性较低，易致心律失常；⑥兴奋性和传导性完全恢复缓慢，要在复极结束后稍长时间方能出现。慢反应细胞包括：窦房结、房室结、房室环和二尖瓣、三尖瓣的瓣叶等组织的慢反应细胞。

三、心肌细胞电生理

大量心肌细胞的电活动是心脏电生理的基础。心肌兴奋过程中，各种离子通道相继开放和关闭，引起跨膜细胞离子流的变化。与普通细胞不同，心肌细胞具有独特的电生理特性，为心肌的正常兴奋和收缩提供了基础。心肌细胞的电生理特性是以心肌细胞膜的生物电活动为基础，包括兴奋性、自律性和传导性。广义的心肌细胞除了包含一般的心房肌和心室肌工作细胞，还包括组成窦房结、房内束、房室交界部、房室束（希氏束）和浦肯野纤维等特殊分化了的心肌细胞。前者含有丰富的肌原纤维，执行收缩功能，故又称为工作细胞。工作细胞不能自动地产生节律性兴奋，即不具有自动节律性，但具有兴奋性，可以在外来刺激作用下产生兴奋，并能传导兴奋，但与相应的特殊传导组织相比较，传导性较低。窦房结、房内束、房室交界部、房室束（希氏束）和浦肯野纤维等组成了心脏起搏传导系统，其所含肌原纤维极少，无收缩功能；但具有传导性和自动产生节律性兴奋的能力，故称为自律细胞。自律细胞是心脏自律性活动的功能基础。

1. 心肌细胞的兴奋性

心肌细胞是可兴奋细胞，在受到外界刺激的条件下产生兴奋。心肌细胞每产生一次兴奋，其膜电位将发生一系列有规律的变化，细胞膜上的离子通道由备用状态经历激活、失活和复活等过程，细胞的兴奋性也随之发生相应的周期性改变。兴奋性的这种周期性变化，影响着心肌细胞对重复刺激的反应能力对心肌的收缩反应和兴奋的产生及传导过程具有重要作用。下面以心室肌细胞为例，了解心肌细胞兴奋过程中离子通道及离子流的变化（图2-10）。心室肌细胞动作电位分为5期，由除极化过程和复极化过程所组成。

0期：心室肌细胞受刺激兴奋后引起Na通道开放，造成Na^+的内流。由于细胞膜Na^+通道分布的密度最大，故大量Na^+顺电-化学梯度由膜外快速进入膜内，形成Na^+离子流（I_{Na}），进一步使细胞膜去极化，膜内电位由静息时的−90 mV急剧上升到+30mV。此期的影响因素是Na通道，Na通道激活迅速、开放速度快，失活也迅速。当膜去极化到0mV左右时，Na通道开始失活而关闭，最后终止Na的继续内流。应该了解的是，Na通道关闭后，还有为数很少的I_{Na}，其失活过程很慢或几乎不失活，虽然其对心肌动作电位，甚至静息电位都发生一定的作用，但是对动作电位0相却无明显作用，因此称之为晚Na电流。

1期：心肌细胞膜对Na的通透性迅速下降，加上Na通道关闭，Na^+停止内流。同时细胞膜内I_t-K^+快速外流，造成细胞膜内外电位差，与0期构成峰电位。

2期：因Ca^{2+}缓慢内流和有少量K^+缓慢外流使心肌细胞动作电位时程较长，形成一个平台期。心肌细胞膜上有一种电压门控式慢Ca^{2+}通道，当心肌膜去极化-40mV时被激活。Ca^{2+}顺浓度梯度向膜内缓慢内流使膜倾向于去极化，在平台期早期，Ca^{2+}的内流和K^+的外流所负载的跨膜正电荷量相等，膜电位稳定于1期复极所达到的0mV水平。随后Ca^{2+}通道逐渐失活，K^+外流逐渐增加，膜外正电荷量逐渐增加，膜内外形成电位差，形成平台晚期。

3期：Ca^{2+}通道逐渐失活，Ca^{2+}停止内流，此时心肌细胞膜对K^+通透性恢复并增高，K^+迅速外流，膜电位恢复到静息电位，完成复极化过程。3期复极化发展十分迅速。

4期：膜复极化完毕后和膜电位恢复并稳定在-90mV的时期。通过Na-K泵和$Ca^{2+}Na^+$离子交换作用，将内流的Na^+和Ca^{2+}排出膜外，将外流的转运入膜内，使细胞内外离子分布恢复到静息状态水平，从而保持心肌细胞正常的兴奋性。心肌细胞1次兴奋过程中，由0期开始到3期，膜内电位恢复到-60mV的期间是不能再产生动作电位的时期，称为有效不应期。从有效不应期完毕（膜内电位约-60mV）到复极化基本上完成（约-80mV）的这段期间，为相对不应期。在膜电位由-80mV恢复到-90mV这一段时期内，其膜电位值低于静息电位，而Na^+通道已基本恢复到可被激活的正常备用状态，故一个低于阈值的刺激即可引起一次新的兴奋，此即超常期（图2-11A、B）。

2.心肌细胞的自律性

自律性是指不存在外刺激的条件下心肌细胞能自动产生节律性兴奋的能力。正常情况时，仅小部分心脏细胞具有自律性。能产生自律性的细胞属于特殊传导系统，包括窦房结、房室结、房室束以及心室内的浦肯野纤维细胞等。这些细胞具有一个共同的特征：在舒张期中产生自动除极，亦称为舒张期除极。在不同的起搏组织，自动除极的速度不同，最快的舒张期除极速度见于窦房结细胞。与心室肌细胞相比，这类细胞0期去极化的幅度小、时程长、去极化速率较慢，没有明显的复极1期和2期，4期自动去极化速度快。0期是由于L型Ca^{2+}通道激活，Ca^{2+}内流。3期复极是由于L型Ca^{2+}通道逐渐失活，Ca^{2+}内流相应减少，及I_K通道的开放，K^+外流增加。4期自动去极化机制：①I_K：复极至-60mV时，因失活逐渐关闭，导致K^+外流衰减，是最重要的离子基础；②Ica-T：在4期自动去极化到-50mV时，T型Ca^{2+}通道激活，引起少量Ca^{2+}内流并参与4期自动去极化后期的形成；③I_f：窦房结细胞的最大复极电位只有-70mV，I_f不能充分激活，在P细胞4期自动去极化中作用不大。心肌自律性产生的原因是4期自动去极化，其中4期自动去极化的速度及最大舒张电位与阈电位之间的差距是决定和影响自律性的主要原因（图2-11），在心脏特殊传导系统中，窦房结的自律性为100次/分，房室交界区为50次/分，浦肯野细胞为25次/分。

3.心肌细胞的传导性

心肌细胞的传导性是指其传导兴奋的能力，通常以其传导兴奋速度的快慢作为衡量的标准。正常心脏节律的起搏点是窦房结，它所产生的自动节律性兴奋，可依次通过心脏的特殊传导系统，先后传到心房肌和心室肌的工作细胞，使心房和心室依次产生有节律性的收缩活动。其特点是通过细胞间的闰盘进行直接的传导；兴奋通过特殊传导系统有序传导；在不同心肌细胞中传导速度不一，其中窦房结内的传导速度较慢，0.01~0.1m/s；房内束的传导速度较快，为1.0~1.2m/s；房室交界区的传导速度最慢，仅为0.05~0.1m/s；房室束及其左右分支的浦肯野纤维的传导速度最快，分别为1.2~2.0m/s与2.0~4.0m/s。心肌是可激活的组织，激活的心肌产生电活动，并扩布到整个心脏。心肌的电活性主要表现在动作电位上，而动作电位是由不同的离子通道的开放与关闭、离子的内流与外流构成的。不同的心肌细胞动作电位有差别，窦房结和房室结除极以Ca^+内流为主，表现为慢反应动作电位；浦肯野细胞和工作心肌细胞除极以Na^+内流为主，表现为快反应电位。动作电位4期除极是自律性基础，正常自律性起自窦房结，经结间传导到达房室结，再经希氏束-浦肯野纤维系统传布整个心室。

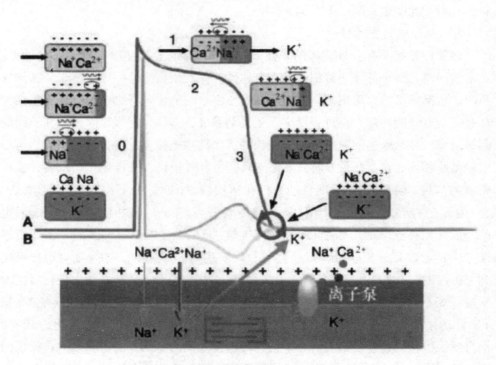

图2-10 心室除极复极的形态与离子通道

A.动作电位图；B.与A相应的心电图

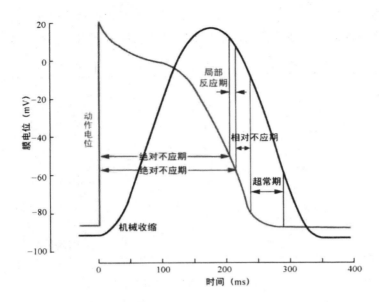

图2-11（A）心室肌动作电位与各不应期关系示意图

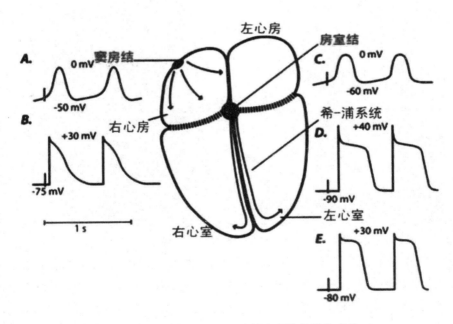

图2-11（B）特殊传导系统各部位的动作电位

四、心脏特殊传导系统不同部位的电生理特点

1.窦房结的电生理特点

窦房结细胞属于慢反应细胞，C_a^{2+}经过慢通道内流形成0相除极，当膜除极

化达到阈电位（膜内约为-40mV）时，慢通道被激活而开放，细胞外的钙离子通过慢通道缓慢内流，形成慢钙内向电流，导致细胞膜的缓慢除极化（图2-12）。

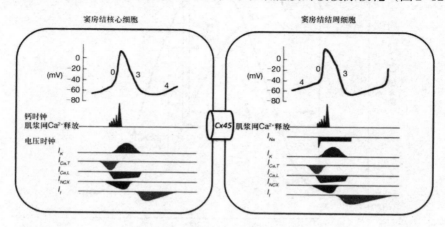

图2-12 窦房结、结周细胞的电活动

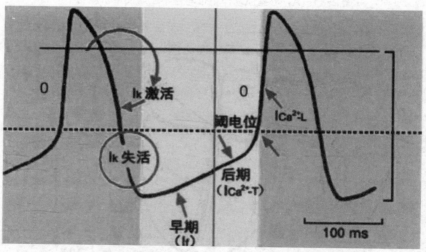

图2-13A 窦房结舒张期自动化除极示意图

窦房结起搏功能的机制：起搏功能是窦房结的主要功能。I_f通道是窦房结细胞具有起搏功能的重要阳离子通道，其与Na^+、K^+和Ca^{2+}阳离子通道不同，属于非特异性通道。该通道开放受双重门控激活（图2-13），当跨膜电位-60mV时，I_f通道开放，此时大量Na^+内流，而小量K^+外流，使跨膜电位负值变小，形成自动化除极的早期。当跨膜电位达到-40mV时（除极的阈电压），$ICa-L$通道开放，大量Ca^{2+}内流，形成0相除极。此后，即自动化除极的后1/3处时，跨膜电位恢复到-60mV时，$ICa-L$通道被激活、开放，经T通道的Ca^{2+}内流进而完成自动化除极的后期（图2-13）。由于窦房结细胞上的Na⁺通道很少，故其动作电位没有0相的快速去极化。此外，决定窦房结自律性高低，有三个因素：①自动化除极的去极化速率；②自动化除极的最大舒张期电位；③自动化除极的阈电位。随着自动化除极电流的强弱，使4相除极斜率大小不等，起搏电流越强，斜率越大，自律性就越高；否则自律性越低（图2-14）。

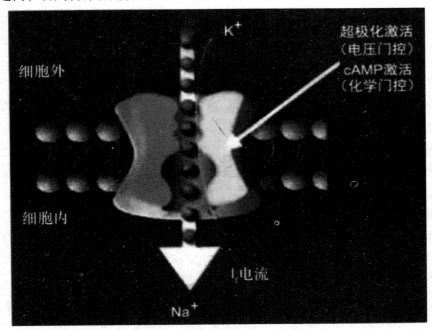

图2-13B I_f电流双门控示意图

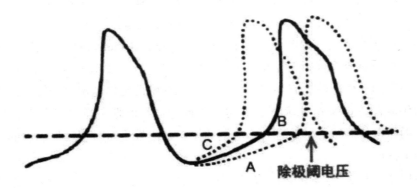

图2-14 窦房结自律性示意图

在除极阈电压不变的情况下，窦房结电流越强，其自动化除极斜率越大，自律性就越高，表现为窦性心律的频率增快（C），随着窦房结电流强度降低，自动化除极斜率变缓，自律性降低（B、A）

除上述机制外，目前认为窦房结的起搏机制是窦房结细胞起搏活动的双（偶联）时钟机制。细胞膜上的离子流活动导致了窦房结细胞的节律活动，即膜时钟，亦称为膜节律。窦房结细胞起搏的双时钟机制是膜时钟和Ca^{2+}时钟呈偶联关系。Ca^{2+}时钟虽然有自发的节律，但其受膜时钟节律的调整，而使之同步，完成精细的配合。最近报道表明：用 Ryanodine 阻断肌质网的 Ca^{2+} 释放（抑制 Ca^{2+} 时钟），能使窦房结细胞节律变慢，如果此时给予异丙肾上腺素（ISO），可使膜时钟加快，其结果是促进窦房结结周细胞起搏加快而出现期前收缩（窦性期前收缩）。该报道进一步证实了窦房结细胞起搏的偶联时钟机制。

2. 结间束

结间束是 1963 年由 Jame 发现并提出的。但目前从解剖学角度，犬的确存在 3 条结间束，而人类尚无证据表明存在结间传导束。尽管如此，房内确实存在优势传导通路，这些途径的肌纤维与其他处的心房肌纤维相同，在靠近房室结的房间隔和三尖瓣环处的肌细胞大小、形态与心房肌纤维有差别，有的类似于浦肯野纤维，有的类似结样细胞，电镜下，这些途径细胞从相似于传导细胞到发育完好的工作型细胞都有，其传导途径上有很大不同，传导速度也不等，可能与心房肌纤维的空间和几何排列有关，而不是特定的传导束。因此窦性激动既可经过上述优势通路传导，也可通过不同类型的心房肌直接传导。

3. 心房肌

心房肌细胞属于快反应细胞，其动作电位相的上升速度较快，传导速度（0.15~5.0m/s）明显快于窦房结（0.01~0.1m/s），心房肌细胞的动作电位的特点是动作电位时程短，即复极较快，而静息电位较小。比较结构与外观，左、右心房均有明显不同，相比之下，右心房的结构比较复杂，除窦房结位于右心房之外，窦房结附近还有界嵴和梳状肌，左右心房之间还有 Bachmann 束。虽然这些部位的单个心房肌细胞在显微镜下的形态无明显差别，但是其动作电位却略有差异。心房肌细胞的动作电位比起同一心脏的心室肌细胞的动作电位时程短。由于左心房心肌细胞的外向 K^+ 电流大于右心房，因此左心房心肌细胞的动作电位短于右心房。动作电位时程短导致有效不应期缩短，其结果是短时程动作电位的心肌较容易产生折返。

心房肌细胞除了存在内向整流钾 IKi 通道外，还存在乙酰胆碱敏感钾通道 IKAch。后者在没有外源性乙酰胆碱（Ach）的条件下，呈现自发性开放。Heidbuhel 等对人心房肌细胞的研究表明：在没有 Ach 存在的条件下，IKi 通道的平均膜片电流幅值约为 0.21Pa，而 IKAch 通道仅为 0.001Pa。说明人心房肌细胞静息电位的发生原理和心室肌相同，主要由 IKi 产生。

4.房室交界区

房室交界区的功能：

（1）兴奋传导作用：其将心房来的冲动向下传入心室，也可从心室传向心房，所以传导是双向性的。早在1956年Moe等根据心室期前收缩引起的逆传现象，提出了房室结两种传导途径的推论。直到2003年，NikoLsk等用荧光免疫标记Cx43，区分了快径路、慢径路和心房/房室结。同时采用光电记录动作电位的方法，观察了动作电位的传播。2008年Hucker等首次在人的房室结用Cx43的表达，勾画出两种不同的途径。自此房室结的两种传导途径得到了证实。

（2）传导延搁作用：兴奋在此区传导缓慢，约延搁40~50ms，传导速度仅有0.05~0.1m/s，传导延搁可能与纤维细小、排列紊乱和缝隙连接少有关。房室延搁有利于心房和心室肌顺序收缩。

（3）过滤冲动作用：在某些情况下，如心房颤动时，由心房传来的冲动不但频率快而且强弱不一，但由于此区结纤维相互交织，可使经过此区的冲动产生相互碰撞，一些弱小冲动可以减弱乃至消失，于是进入心室的冲动大为减少，这可保证心室基本以正常的心率收缩。

（4）起搏作用：当窦房结功能障碍，起搏停顿或过度延缓时，房室交界区作为次级起搏点而发生的起搏活动（储备性二级起搏），房室结的起搏部位主要在结的两端，而结中央的起搏作用差或无起搏作用。

房室交界区的神经支配来源于左侧，迷走神经略占优势。刺激左侧迷走神经可使房室结的传导速度减慢，刺激交感神经则使其传导加快。

5.希氏束

正常人希氏束的传导速度为1.2~2.0m/s。希氏束的除极时间不超过25~30ms（心内电图HV间期正常值为30ms）。在无传导系统其他部位病变，心电图出现窄QRS波群，PR间期<160ms伴2∶1房室传导阻滞时，提示阻滞部位在希氏束。此时刺激迷走神经，因加重房室结的传导延缓，可使希氏束传导改善；如兴奋交感神经（给予阿托品或运动）则不能改善传导阻滞或使阻滞加重。

6.浦肯野纤维

浦肯野纤维于1845年由Purkinje发现。左、右束支的分支在心内膜下交织成心内膜下浦肯野纤维网，主要分布在室间隔中下部心尖，乳头肌的下部和游离室壁的下部、室间隔上部。动脉口和房室口附近则分布稀少或没有。心内膜下网的纤维发出纤维分支以直角或钝角进入心室壁内构成心肌内浦肯野纤维网，最后与收缩心肌相连。浦肯野纤维网在不同部位密度不一样，在室间隔的中下部、心尖部以及乳头肌的基底部最丰富；左心室间隔的上部、动脉附近和心底部稀少。这种分布特点符合心室的激动，主要由中下部波动后经心肌传播至上部。浦肯野纤维比心室肌细胞大，具有横纹和闰盘，在心内膜下变成过渡细胞，最后变成心肌细胞。浦肯野纤维细胞的动作电位是心肌细胞中时程最长的，其特点是0相去极化最快和平台期最长，即使最短的动作电位时程也比心室肌细胞动作电位要长很多，这种具有长平台而动作电位时程很长的动作电位，较容易发生早后除极（EAD），由于浦肯野纤维细胞和心室肌的直接联结，造成两种细胞在偶联时，细胞间的间隙连接使两者的动作电位都发生改变，且彼此接近，因此，在正常情况下不会发生早后除极。但无论如何，浦肯野纤维细胞都是室性逸搏心律的起源地。

第三节　心肌冲动的起始与传导

正常心脏跳动由特殊系统控制，生成自发冲动，冲动经过特殊途径传布心脏。心脏的正常冲动起始于窦房结，窦房结中含有起搏细胞P细胞，这种细胞的电生理特点是在无外来刺激的情况下，通过舒张期自动产生动作电位。成簇的P细胞聚集在一起，同步除极引起窦房结的激动，这是窦性心律的起源点。P细胞的自动除极速度为100次/分。在P细胞的周围存在过渡细胞和浦肯野纤维，过渡细胞是介于P细胞与普通心肌细胞之间的一种细胞。P细胞发出的冲动经过渡细胞传至浦肯野纤维，浦肯野纤维再将激动传导至窦房交界区及心房肌。P细胞属于慢反应细胞，兴奋在P细胞之间传播较其他心肌细胞缓慢，但浦肯野纤维属于快反应细胞，它们各自的传导性及不应期均不相同，因此在窦房结内或窦房交界区可形成解剖或功能上的折返环路。窦房结发出的冲动沿结间束以1.0~1.2m/s的速度下传心房，引起心房除极。窦性激动在心房内呈放射状传播，并沿结间束以更快的速度向前传导。其中前结间束是窦性激动传导至房室结的优先径路，可能是由于前结间束起源于窦房结头部并且最短。若起搏点位于窦房结中部或尾部，房内优先传导途径亦可随之改变为中结间束或后结间束。因此窦房结游走心律时，可出现窦性P波的形状、时间及PR间期的变化。中、后结间束是激动前向传导的次要径路，但交界区以下起搏点发出的激动逆传入心房时，后结间束往往成为逆行传导的主要径路。结间束内存在起搏细胞，在某些因素影响下可能成为心脏有效起搏点，产生房性心律失常。激动到达房室结时，传导明显减慢（0.05~0.1m/s）。通过房室结区的时间为50~100ms。由于正常心房肌与心室肌被房室纤维环隔开，房室环无传导性，心房肌与心室肌不能相连，在电学上起到了绝缘作用，房室结区是正常心脏房室传导的唯一路径。而房室结内的细胞呈迷路样排列，激动在结内传导方向不一，互相冲击或抵消；另外房室结细胞属于慢反应细胞，传导速度缓慢，同时不应期较长。因此激动在房室结内传导缓慢，形成房室延搁。但房室结区的这种延搁具有重要的生理意义，它保证了心室收缩发生于心房收缩之后，使心室收缩前有充分的血流灌注，对维持有效的血液循环起到保护作用。由于房室交界区分为房结区、结区、结希区，因此激动在此处传导时会出现分层阻滞，产生复杂的房室传导阻滞。此外激动在此处传导时还可能会出现多径路、隐匿传导、折返现象、裂隙现象等复杂电生理现象。

激动通过房室交界区后进入希氏束，传导速度也恢复为1.2~2.0m/s。随后激动左右束支。激动在右束支传导阻滞较左束支传导阻滞多见，可能是由于右束支主干细长、生理不应期长，以及大部分在心内膜下走行容易被损伤等因素有关。而左束支主干短、宽，并较平均地分为三个分支，因此不易发生传导阻滞。冲动经过束支后到达外周浦肯野纤维网，浦肯野纤维传导速度达到2.0~4.0m/s。引起心室肌除极，激动从心内膜表面达到心外膜心肌，完成一个心动周期（图2-18）。

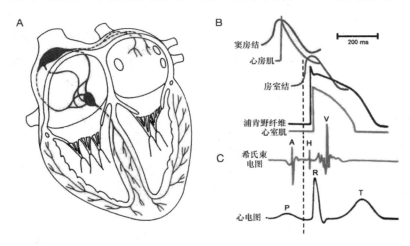

图2-15 心脏冲动的形成和传导

A.心脏特殊传导系统示意图；B.心脏各部位单细胞动作电位；C.同步记录的心内希氏束与体表心电图

第四节 有创电生理检查中记录希氏束电图

了解有创心电生理检查中希氏束电图的记录方法，有助于掌握希-浦系统起搏时电极导管的标测与定位。对于有射频消融导管操作经验的医师来说，理解和掌握希-浦系统起搏相对于那些无射频导管操作经验的医师来说要容易些。

希氏束电图是最常用的评价房室传导的心内电图，因为90%以上的房室传导障碍发生的部位可通过希氏束电图确定。但在测量传导间期之前，一定要先证实已经记录到希氏束波（H波），因为几乎所有的测量都是以记录到的希氏束除极波为基准。用5~10mm极间距的双极电极记录时，H波呈一个快速的双向或三向波，时限15~25ms，位于心房与心室波之间。几乎所有的电极导管都可以记录希氏束电图，但从股静脉用6F和7F的3极或4极导管最有助于记录到稳定的希氏束电图，如果要仔细分析Koch三角的激动，常常需要使用10极或8极短极间距的导管。当导管进入右心房，通过三尖瓣直至右心室，然后在X线透视下，回撤导管达三尖瓣开口，轻轻顺钟向旋转，有助于电极与室间隔部接触，并记录到希氏束电位。如果将导管的电极分别组合成电极对（如在4极导管的远端电极和第2极，第2极和第3极，第3极和第4极分别组成不同的电极对），对希氏束电图的记录有更大的优势。进入右心室后，开始可以看到大的心室电图，随着导管回撤，可看到紧靠在右心室电图前（<30ms）出现一个窄的右束支电位，导管再回撤时，心房电位逐渐变大。当心房、心室电位振幅相似时，在两者之间可出现一个双相或3相波，即希氏束电图（图2-15）。应当选择最近端一对电极记录希氏束电图，此处记录的必定伴有大的心房波。希氏束起始部分源于房间隔内膜，当记录到希氏束电位时如果没有显示大的心房波，提示记录的电位可能是希氏束远端电位或束支电位，因此可能丢失重要的提示希氏束内病变的信息。使用标准Bard公司的Josephson 4极电极导管记录希氏束电位，可同时显示3组电极对记录的希氏束电图，其可以帮助评价希氏束内传导功能。常常可以记录远端和近端希氏束电图并能评价希氏束内的传导功能，一个极间距2mm的10极电极导管偶尔可以记录从希氏束近端到右束支的电图。如果第1次导管通过三尖瓣未能成功地记录到希氏束电图时，导管应再次进入右心室，缓慢撤出并给予一定角度的旋转，使电极导管能接触到三尖瓣环上的不同部位。有些病人，三尖瓣环的方向不一定正常（尤其在额面），特别是先心病患者，可能需要较长的时间搜寻，如果多次努力仍不能记录到希氏束电图时，应将导管撤出，重新塑型或换用顶端可控的导管再次搜寻。一旦导管能稳定记录希氏束电图，常常可以保持数小时而不用再操作导管。偶然需要使导管保持一定的扭矩以记录稳定的希氏束电图，这可通过将导管在体外做一个圈，向某侧转动，压上一至两条小毛巾而使导管顶端持续保持一个扭矩力来实现，在整个手术过程中，需要术者持续握紧导管的情况非常少见。采用上述措施后，至少95%以上的患者能获得10min以上的满意记录。股静脉不能使用时，上肢静脉途径和逆行动脉途径均可用来记录希氏束电图。在下

列情况下，应当避免使用股静脉：①已知或怀疑股静脉或下腔静脉血流中断或血栓形成；②活动性下肢血栓性静脉炎或静脉炎后综合征；③腹股沟感染；④双侧下肢截断术后；⑤因严重的周围血管疾病而不能触及动脉搏动；⑥极度肥胖。

常规二维心脏电生理检查时放置高位右心房、希氏束、冠状静脉窦、右心室心尖部4根电极导线，记录心腔内电图（图2-18）。

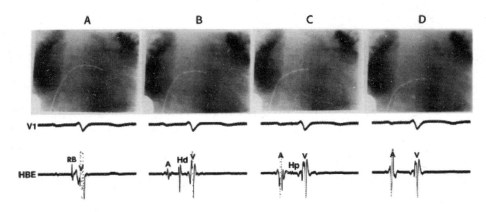

图2-16　记录希氏束电图的方法图示

V₁导联和导管记录的希氏束电图，配合X线影像说明怎样使导管记录出适当的希氏束电图。A-D显示导管从右室轻轻回撤至右房。Hd：希氏束远端电图，Hp：希氏束近端电图，RB：右束支电图，V：心室电图。

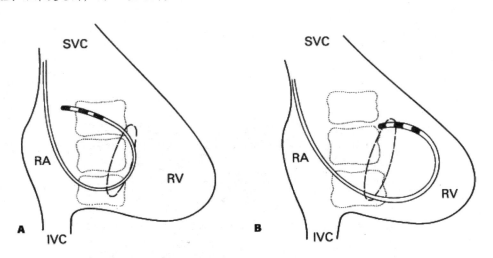

图2-17　经上肢静脉途径记录希氏束电图（本图为心脏后前位示意图）

A图：导管在右心房内形成一个环状，使导管顶端指向游离壁。B图：将导管缓慢回撤。虚线形成的环代表三尖瓣环。

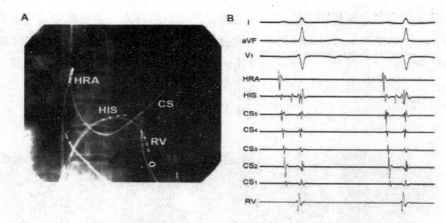

图2-18 心脏电生理检查导管放置和心腔内心电图

A.心内电生理检查时电极导管放置位置的后前位X线图；HRA：高位右心房，HIS：希氏束，CS：冠状静脉窦，RV：右心室；B.常规心内电图。CS₁~CS₅，为10极冠状静脉窦两两一组构成从近端到远端5个不同的左房室之间的电图

[希氏束电图中的时间间期]

①P-A间期：从心电图上最早P波起始点至希氏束电图上A波起始点。代表右房内传导时间，平均40ms。

②A-H间期：自房间隔下部经房室结至希氏束的传导时间。在希氏束电图上自A波最早点至希氏束电位起始处。代表房室结的传导时间，平均60～130ms。

希氏束电图中的时间间期：

③H间期：自希氏束电位起始点至该电位的终止点。代表希氏束内传导时间，平均10～25ms。

④H-V间期：自希氏束起始点至体表心电图QRS波的最早起始处。代表希-浦系统内的传导时间，平均35～55ms。

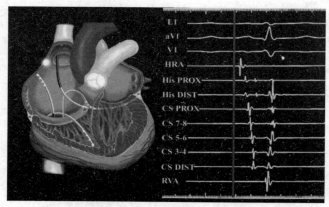

图2-19 常规二维心脏电生理检查时心内导管的放置和心腔内电图的记录

[有创心电生理检查中希氏束旁起搏技术]

理解有创心电生理检查中希氏束旁起搏技术的原理和心电表现，有助于理解和掌握希–浦系统起搏技术，该技术在临床电生理中的应用主要是鉴别PSVT，尤其是当室房逆向传导为向心性传导时。希氏束旁起搏可用来在基线情况下判定是否存在具有逆传功能的间隔旁路。导管应放置在室间隔基底部右心室侧，该部位可以进行希氏束旁起搏。而导管远端的电极应同时记录到希氏束和心室电图。为避免起搏希氏束时同时起搏心房，应使导管远端电极上心房电位尽量的小。开始起搏时采取较高的输出（5~10mA），同时夺获希氏束和右心室，并逐渐降低输出，最后出现希氏束和右室失夺获。希氏束旁起搏通过希氏束同时前传和逆传。希氏束前传时，体表心电图表现出相对窄的QRS波形。若无旁路时，希氏束起搏时的逆传波经过希氏束回传，此时刺激到希氏束（SH）的时间为0ms，随后心房被激动，SA间期等于HA间期。随着起搏输出的下降，对希氏束–右束支起搏失夺获，体表心电图会出现增宽的QRS波形。这是因为刺激不再经过传导速度较快的希氏束，而是经过传导速度较慢的心肌激动整个心室。而此时的希氏束激动也被延迟，这是因为刺激首先激动心肌，再激动右束支，最后再逆传回希氏束。在腔内图上，会出现SA间期延长（相当于SH和HA时间的总和）。上述表现为经典的房室结传导对希氏束旁起搏的反应（图2-20A）。在存在间隔旁路的情况下，SA间期一般为固定的。它只取决于连接心室到心房的旁路的逆向传导特性（图2-20B）。为了正确解读希氏束旁起搏结果，最重要的是观察心房逆传激动顺序（RAAS）。如果HB-RB失夺获时，SA间期没有改变，RAAS没有变化，那么逆传只能通过一条旁路。但是如果HB-RB失夺获时，RAAS出现变化，可能是通过多条旁路，同时通过房室结快径和慢径或者同时通过房室结和一条旁路逆传。可以通过观察HA间期来区别上述情况。如果HA间期保持不变，那么逆传是通过房室结和旁路进行的。但是，如果存在HA间期缩短的表现（一般提示HA分离），那么逆传是通过1~2条旁路，同时经房室结两条径路或房室结和旁路传导。根据希氏束起搏的不同反应来判断是否存在旁路的敏感性为46%。这可能反映了远离房室结的旁路（即侧壁的旁路）不太可能引起结周反应。其特异性为96%。

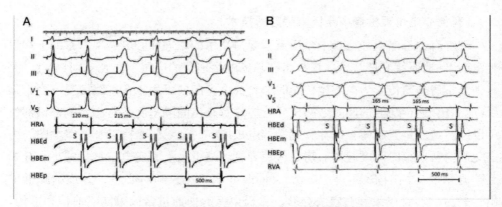

图2-20　本图显示了希氏束旁起搏时的房室结反应

在本例中，希氏束旁起搏的输出逐渐减少。A.在第3跳中出现了宽QRS波群，提示希氏束失夺获，伴以刺激到HRA的间期增加，符合希氏束旁起搏时的房室结反应。B.希氏束旁起搏的房室结外反应。

在上图中，希氏束旁起搏是通过放置在希氏束附近的4极导管实现的。在持续释放刺激的情况下，希氏束被夺获（最后两跳窄QRS波）。可见此时无论希氏束是否被夺获，刺激到HRA的间期在165ms不变，提示存在间隔旁路。

第三章　希氏-浦肯野系统起搏植入技术

第一节　手术适应证选择

　　希浦系统起搏包括希氏束起搏（选择性与非选择性）、左束支起搏（选择性与非选择性）、左束支区域起搏。希浦系统起搏相比传统右心室起搏，最大的优势在于夺获传导束，使电冲动传导速度比夺获心肌的传导速度快，有利于心脏的电同步及机械同步，从而有利于预防起搏介导的心功能不全，治疗因为心脏电传导异常诱导或者加重的心功能不全。理论上讲，所有需要植入起搏器的患者，都可以行希浦系统起搏。根据希浦系统起搏专家共识建议，在患者行希浦系统起搏前，应该评估恶性室性心律失常的风险和CD植入的需要。由于希氏束的解剖特点，HBP的阈值通常偏高，随着时间延长，局部组织的纤维化会导致阈值进一步升高，甚至失夺获。此外，考虑到病变进展的可能性，阻滞位点会超过电极导线植入位点。左束支区域起搏（LBBP）导线置于左束支区域，呈扁带状分布于室间隔左侧心内膜下，范围广，起搏阈值低而稳定；另外由于左束支周围心肌组织较丰富，在较低起搏输出下即可夺获周围心肌，故不需要备份电极。根据"浦系统起搏中国专家共识2021"，推荐的希浦系统起搏建议（适应证）如下（表3-1，表3-2）：

表3-1

心动过缓患者的希浦系统起搏治疗建议	
级别	建议
应该考虑	对有心动过缓起搏指征的患者（包括房颤患者），预计心室起搏比例≥40%，LVEF＞36%且<50%，应该考虑希浦系统起搏
应该考虑	对有心动过缓起搏指征的患者（包括房颤患者），预计心室起搏比例≥40%，LVEF<35%，应该考虑希浦系统起搏
可以考虑	对有心动过缓起搏指征的患者（包括房颤患者），预计心室起搏比例≥40%，LVEF≥50%，可以考虑希浦系统起搏
应该考虑	房颤行房室结消融患者，应该考虑希浦系统起搏
可以考虑	已植入起搏器或ICD的低EF患者，心功能恶化伴高比例右心室起搏，可以考虑改为希浦系统起搏

表 3-2

希浦系统起搏慢性心力衰竭伴心脏收缩不同步患者的选择	
级别	建议
应该考虑	符合CRT适应证患者，由于各种原因导致左室导线植入失败的患者，应该考虑希浦系统起搏
可以考虑	窦性心律或房颤患者，经标准抗心衰药物优化治疗后，仍然NYHA分级≥II级，合并LBBB，QRS≥130ms，EF≤35%，可以考虑希浦系统起搏
可以考虑	常规双心室起搏后CRT无反应患者，可以考虑希浦系统起搏

希浦系统起搏是否需要备用心室起搏	
级别	建议
推荐考虑	心室起搏依赖患者行希氏束起搏，拟植入心室备用起搏导线时，推荐评估风险/获益比
可以考虑	心室起搏依赖患者行希氏束起搏，可以考虑非选择性希氏束起搏，局部心肌夺获作为备用起搏
可以考虑	心室起搏依赖患者行希氏束起搏，若不能实现非选择性希氏束起搏或起搏阈值高，可以考虑改为左束支起搏
不推荐考虑	左束支起搏，不推荐植入心室备用起搏导线

第二节 静脉穿刺技术

一、锁骨下静脉穿刺技术

锁骨下静脉穿刺不是希浦系统起搏时静脉入路的首选，但是作为传统的静脉入路，仍然需要熟练掌握。

[应用解剖]

锁骨下静脉是腋静脉的延续，呈轻度向上的弓形，长3~4cm，直径1~2cm，由第1肋外侧段外缘行至胸锁关节的后方，在此与颈内静脉相汇合形成头臂静脉或无名静脉，其汇合处向外上方开放的角叫静脉角（图3-1）。两侧头臂静脉在胸骨角后方汇合成上腔静脉。锁骨下静脉的前上方有锁骨与锁骨下肌；后上方为锁骨下动脉，动脉、静脉之间由厚约0.5cm的前斜角肌和膈神经隔开，偏内侧锁骨下动、静脉主要呈上下关系，偏外侧锁骨下动静脉主要呈前后关系，所以偏外侧穿刺易透过静脉刺入动脉；下方为第1肋锁骨下静脉压迹；内后方为胸膜顶。

锁骨下静脉下后壁与胸膜仅相距5mm，该静脉走行在颈固有筋膜、第1肋骨膜、筋斜角肌及锁骨下筋膜鞘等结构之间，因而位置恒定，不易发生移位及管壁回缩，有利于穿刺，但术中不慎进入空气可导致气栓。在锁骨近心端、锁骨下静脉有一对静脉瓣，可防止头臂静脉的血液逆流。需要注意的是，锁骨下静脉位于锁骨的后下方，而非正下方，所以穿刺锁骨下静脉时穿刺针需绕过锁骨下缘才能进入静脉。在锁骨内中1/3交界、锁骨弓形向外上走行的转折点以内，锁骨下静脉紧贴锁骨，水平位置相对最低，静脉管壁穿刺点多位于此，为"锁骨下静脉穿刺窗口"（图3-2），在此窗口内，锁骨下静脉位于胸廓之外，远离肺尖，穿刺风险相对减小。锁骨下静脉的走行除了自身解剖发育的差异之外，临床上还受胸廓及锁骨形状的影响。如在慢性肺病、合并桶状胸的患者，胸廓前后径扩大时，锁骨相对向后移位，锁骨下静脉相对于皮肤表面亦向后移位；在部分老年女性，锁骨弓形向前，由于附属韧带的牵拉，锁骨下静脉相对于皮肤表面则前移。锁骨下静脉穿刺的适应证包括：心脏电生理检查；心脏临时及永久起搏器置入；中心静脉置管用于输液及测定中心静脉压；右心导管检查作为股静脉途径的替代途径。禁忌证包括：出血倾向；低氧血症；穿刺部位局部及附近皮肤感染；上腔静脉及其属支血栓形成；败血症及脓毒血症；锁骨及肋骨骨折。

[穿刺操作]

（1）体位选择：患者常取仰卧位，头偏向对侧，头后仰及肩外展。

（2）部位选择：穿刺前先触摸锁骨全长，确定锁骨走行。锁骨下静脉管壁穿刺窗口多位于锁骨内侧段与第一肋形成的夹角内。为使穿刺针紧贴并平行于锁骨后下进入锁骨下静脉，皮肤穿刺点需向外、向下偏离锁骨向外上弓形走行的转折点1~2cm（图3-3）。

（3）进针方向：在触摸锁骨全长的同时，也触压锁骨与第一肋骨之间的软组织间隙，感受锁骨后下与皮肤表面的斜角关系。进针时以非利手食指触摸胸骨上凹、拇指触压预定穿刺点，针尖指向胸骨上凹与下颌骨之间的方向，即穿刺针与人体纵轴呈45°左右夹角；与皮肤表面的角度取决于锁骨后下与皮肤表面的斜角关系，以穿刺针能平行紧贴锁骨后下进入锁骨下静脉为宜，多在15°~30°之间。

（4）穿刺过程：根据预先确定的穿刺方向及角度保持负压进针，进针过程中如针尖碰触锁骨，则回撤穿刺针，增加穿刺针与皮肤表面的角度重新穿刺，使穿刺针正好紧贴锁骨下进入锁骨下静脉。部分患者锁骨下静脉位于锁骨后方，平行于锁骨下进针不易穿刺成功，遇此情况可在穿刺针抵达锁骨下后，减少穿刺针与皮肤表面的角度（压低针尾端），穿刺针则以锁骨下缘为支点绕过锁骨进入锁骨下静脉。

（5）穿刺成功：进针过程中如见回血则提示穿刺进入锁骨下静脉；回抽血液顺利，则移去注射器，如见回血通畅、送入J型导丝无阻力则提示穿刺成功；经X线透视能顺利送入J型导丝直至进入下腔静脉则基本肯定穿刺成功（图3-4），有时在负压进针时无回血，但在保持负压回撤穿刺针时见回血，这是因为静脉壁张力较小，进针时血管壁易被压缩、血流较少或中断，而回撤过程中血管重新开放所致。

（6）首针穿刺不成功：原因包括穿刺部位不正确，需调整穿刺方向再次穿刺，通常由内向外调整穿刺方向（即针尖方向由胸骨上凹向下颌方向调整）；软组织堵塞穿刺针，此时需撤出穿刺针冲洗以再次穿刺；穿透静脉，此时需保持注射器负压回撤穿刺针，回撤过程中如见回血则提示进入锁骨下静脉；穿刺针未达静脉，见于皮下脂肪厚、锁骨下静脉位置较深的患者，需继续负压进针直至刺入静脉；锁骨下静脉塌陷或闭锁，放弃穿刺。研究表明：如果试穿3次未能成功，继续穿刺并发症发生率成倍增加。因此，建议试穿3次不成功者改由有经验的医师穿刺。

（7）影像指导下的锁骨下静脉穿刺：研究显示：尽管有骨性伪影的干扰，超声指导可以选择锁骨下静脉的穿刺方向及穿刺角度，确定穿刺窗口，提高穿刺成功率；采用超声多普勒较二维超声更易区分锁骨下动、静脉。X线透视一定程度上可以判断穿刺方向及穿刺角度，但与超声不同，透视不能直接显示锁骨下静脉，在选择穿刺点时价值有限。但在穿刺针进入锁骨下静脉、导入J型导丝后，如导丝进入不顺利，则可以通过透视判断导丝走行。送入导丝遇阻力的常见原因为导丝头端打折、导丝向上进入颈内静脉，或者上腔静脉与锁骨下静脉的成角较小，前送导丝不易进入上腔静脉，此时可以在透视指导下调整导丝远端方向及走行，使其沿着锁骨下静脉及上腔静脉的走行进入右心房。

[并发症及注意事项]

（1）误穿刺动脉：需在置入穿刺鞘管之前鉴别。刺入动脉后回血颜色鲜红，压力高，较易识别。但对于动脉血氧分压较低、颜色较暗，而静脉压力较高的患者，有时难以区别动静脉。如可能，压力测定可资鉴别，锁骨下静脉压力即使在心功能不全的患者也较少超过$30cmH_2O$，但如果穿刺针抵触在动脉壁上时测压力也可能不高。如确定穿刺锁骨下动脉，应撤出穿刺针，局部压迫10min直至无出血后再次穿刺。

（2）穿刺入胸腔：刺入胸腔的直接征象是回抽时有空气，但需排除注射器与针头连接部位不紧、有空气进入。如确定穿刺入胸腔，则撤出穿刺针，局部压迫并观察10min，无气胸征象后再行试穿。

（3）皮下血肿：皮下血肿多由于静脉撕裂及穿刺动脉所致，如术中同时使用抗凝剂则更易出现。如血肿发生在穿刺过程中，则停止操作；如同侧血肿明显，则禁止行对侧穿刺，以免引起呼吸功能障碍。

（4）气胸：气胸多由于穿至肺脏所致，如发现应停止操作；如同侧出现气胸，则禁止行对侧穿刺，以免引起呼吸功能障碍。

（5）栓塞：包括空气栓子及静脉血栓，主要引起肺栓塞，如术中出现呼吸困难等症状应警惕此并发症，并停止操作。

（6）穿刺部位静脉血栓形成：穿刺部位静脉血栓形成除引起肺栓塞外，还可能引起术后静脉闭塞，导致同侧静脉回流障碍。避免方法是尽量缩短置管时间、减少静脉内壁的机械性损伤。

（7）感染：包括局部感染及全身感染，避免方法是以预防为主。术中坚持无菌操作，对于操作或置管时间较长患者，可口服及静脉注射抗生素。

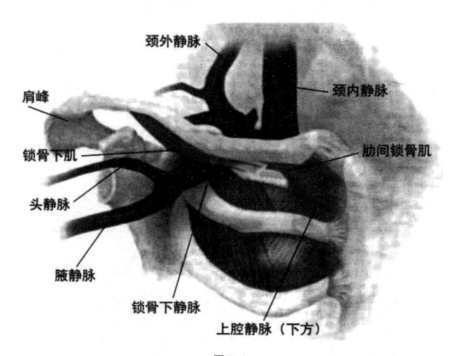

图 3-1

锁骨下静脉及其周围解剖结构锁骨下静脉是腋静脉的延续，由第 1 肋外侧段外缘行至胸锁关节的后方。锁骨下静脉的前上方有锁骨与锁骨下肌，后上方为锁骨下动脉，下方为第 1 肋锁骨下静脉压迹，内后方为胸膜顶

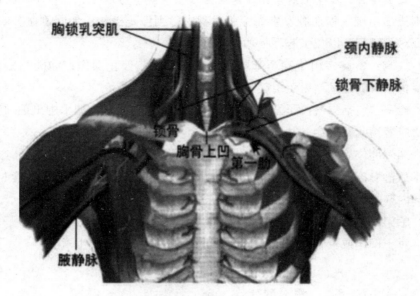

图 3-2

锁骨下静脉管壁穿刺点与体表标志的关系：在锁骨内中 1/3 交界、锁骨弓形向外上转折以内下方锁骨下静脉紧贴锁骨（箭头所指），此处易刺入静脉，为锁骨下静脉管壁穿刺窗口

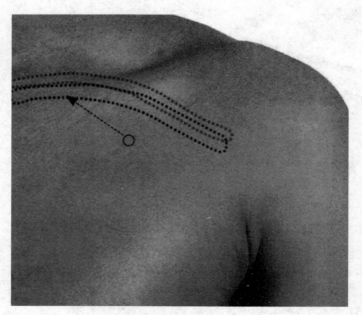

图 3-3

皮肤穿刺点的体表位置穿刺前触摸锁骨全长及锁骨由内向外上的弓形转折点，皮肤穿刺点（圆圈）通常在锁骨转折点向外、向下偏离 1~2cm

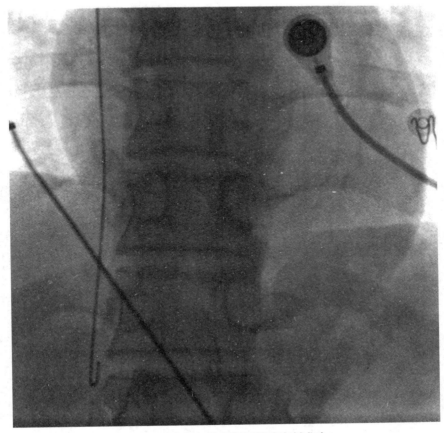

图3-4　透视证实锁骨下静脉穿刺成功

透视下见导丝能顺利送入下腔静脉，送入过程中无任何阻力

二、腋静脉穿刺技术

腋静脉穿刺技术从1987年开始应用到临床以来，因其可避免气胸和锁骨下挤压综合征等并发症，现逐渐受到电生理医生的关注，特别是随着起搏技术的广泛开展，双腔、三腔起搏器及埋藏式心脏转复除颤器（ICD）置入量越来越大，通过锁骨下静脉的电极也越多，双极电极粗而且硬，这些都是增加锁骨下挤压综合征发生的因素，腋静脉穿刺导线植入途径是解决锁骨下挤压综合征的有效方法。其优点有：位置相对固定；成功率高；误穿动脉时容易压迫止血；穿刺进入胸腔的可能性较低；避免锁骨下挤压综合征。

[腋静脉应用解剖]

腋静脉是锁骨下静脉向外的延续，在锁骨内侧称为锁骨下静脉，出锁骨称为腋静脉，腋静脉全程均在锁骨下方的胸廓外经过，通常在大圆肌下缘处，由肱静脉内侧支延续而成，经腋腔至第一肋外侧缘处移行于锁骨下静脉（图3-5）。根据其走行，以胸小肌上、下缘为标志，将其分为三段：大圆肌腱下缘至胸小肌下缘为第一段，其内侧为正中神经内侧根，外侧为正中神经外侧根，前方为胸肌筋膜深层，后方为腋动脉；胸小肌上、下缘之间为第二段，其内侧为第二肋及第二肋间隙，外侧为臂丛外侧束，前方为胸小肌，后方为臂丛内侧束；胸小肌上缘及第一肋外侧缘为第三段，其内侧为第一肋间隙，外侧为腋动脉，前方为锁胸筋膜，后方为第一肋间隙外侧部，腋动脉和腋静脉在第三段被前斜角肌隔开。从上述解剖特点可以看出：腋静脉行走于胸廓外，穿刺不易伤及胸膜，减少了气胸的发生率，虽然在第一段和第二段穿刺时如果穿到动脉可以直接压迫止血，但从它的解剖结构可以得知，伴行的正中神经、尺神经、桡神经以及臂丛的内外侧束可能在穿刺的过程中受到损伤，且腋静脉和腋动脉在远端伴行的比较紧，易误穿动脉，腋静脉的变异也多出现在第一段和第二段。对于腋静脉的第三段，它仍然在胸廓外，因而穿刺不易造成气胸，位置固定，这一段动静脉之间有前斜角肌隔开，动静脉之间的距离10~15mm，穿到动脉的机会减少，无伴行的神经，外径的尺寸大，第三段表面只有胸大肌的筋膜，没有胸小肌，因而比较表浅，因此腋静脉第三段应该是理想的穿刺点。

[**腋静脉穿刺方法**]

包括盲穿法、线透视引导法、静脉造影引导法、超声引导法等。

Magney体表定位穿刺（图3-6）：

①先取两条线：一条是胸锁关节与肩锁关节的连线（A线），一条是胸骨角中心与肩胛骨突的连线（B线）；两个点分别是A线的内、中1/3交点（C点）和B线的外中1/3交点（D点）；②取D点为穿刺点，针尖指向C点，与皮肤成30°~45°，在X线引导下，在C点处刺入静脉，此点为腋静脉与锁骨下静脉移行处，深度以锁骨和第一肋骨的间隙为准。优点：不需要特殊设备，患者和操作者不需暴露于X线处，无需造影剂。缺点：体表定位仍不明确，解剖变异存在，成功率相对不高。

Byrd透视穿刺法（图3-7）：

Byrd在1993年提出，在透视下应用18号针指向第一肋的中部，针垂直于第一肋，向外行直至穿到腋静脉，抽出静脉血可以证实，报道了213例应用该方法穿刺腋静脉，均获成功，且无气胸出现。国内万征等也从1998年开始应用此方法穿刺腋静脉。

Belott盲穿法（图3-8）：

Belott在1999年提出了Byrd和Magney方法的改良腋静脉盲穿法。该技术选胸三角沟和喙突作为基本体表标志。在喙突水平垂直于胸三角沟做一约2cm的切口，在胸三角沟内侧1~2cm处进针穿刺，如未能进入静脉，则在透视下找到第一肋，针头指向第一肋，由内向外不断进针直至进入静脉。

胸三角内侧尖定位穿刺法（图3-9）：

国内王龙主任提出，拇指确定胸三角内侧尖，在内侧尖下，内侧缘3cm处，针尖朝向内侧尖，与皮肤呈30°~45°，用局麻针边打麻药边试穿，出静脉血后确定方向，沿确定的方位进穿刺针。

"平穿法"（图3-10）：

由徐耕主任提出，类似于锁穿，但进静脉的穿刺点偏外，沿肌间沟内侧0.5cm斜切口，制作囊袋；穿刺针在切口中部稍外侧进针；针尖朝向锁骨与第一前肋外交点下方；穿刺针与皮肤呈<15°进针；穿刺针触及第一肋骨回退，重复进针；静脉造影备选。

改良的腋静脉内段盲穿法（图3-11）：

以锁骨中内1/3作为内缘，锁骨中线作为外缘，通过锁骨为骨性标志定位，在预计进血管点下外侧3~5cm处为体表穿刺进针点，由外向内、由下向上穿刺，直到成功。由黄伟剑主任提出。

甘肃省中医院心血管病一科自2018年2月开始，采用体表定位结合对侧斜位造影指导下穿刺腋静脉植入起搏电极导线，取得了满意的效果，穿刺成功率高，完全避免了气胸的发生。具体方法如下：

（1）常规选择左侧腋静脉入路；（2）体表定位：患者去枕抬颌平卧于DSA检查床上，双臂掌心向上置于体测，双踝及双膝置于泡沫垫，抬高10cm（心功能不全患者除外）。确定三角胸肌间沟，然后左手拇指紧贴锁骨下缘，由外向内逐点触压，以拇指同时触及到锁骨下缘和第一肋骨外缘处作为体表胸三角内测尖（体表胸三角上界为锁骨，外界为喙突，内界为肋骨外缘），从此点沿与肌间沟平行方向下移3~4cm处作为皮肤进针点（图3-12），并用龙胆紫标志（此步骤可在病房完成）。（3）腋静脉造影：术前碘过敏试验阴性者，选择X线投照角度，右前斜位30°，橡皮筋结扎左侧上肢大臂处，经过同侧肘静脉套管针注射1:1稀释等渗透压造影剂共计20ml，造影剂注射结束前3s左右松解橡皮筋采集电影，并将图像定位在DSA副显示屏上，作为透视下穿刺的参考对照图（图3-13）。（4）消毒，铺巾，局麻后在透视下负压穿刺指向造影显示的胸三角内侧尖腋静脉内侧段范围（图3-14所示白色三角范围），在透视监测下保证穿刺针尖不越过胸三角内侧尖的情况下可以大角度穿刺，抽出暗红色血液提示穿刺成功，可疑时注射少量造影剂进一步证实（如图3-14）。

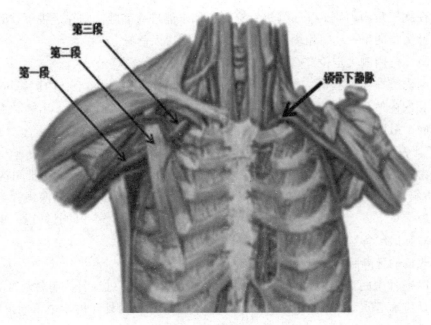

图3-5 腋静脉解剖

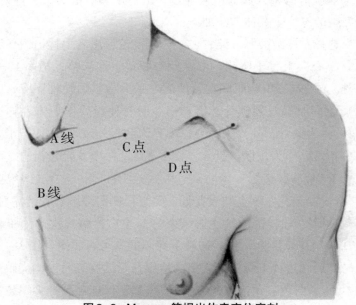

图3-6 Magney等提出体表定位穿刺

A线是胸锁关节与肩锁关节的连线；B线是胸骨角中心与肩胛骨突的连线；C点是A线的内、中1/3交点；D点是B线的外中1/3交点；D点为穿刺点，针尖指向C点，与皮肤成30°~45°

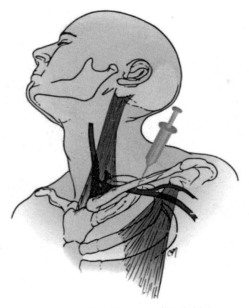

图3-7 Byrd透视穿刺法

透视下穿刺针指向第一肋的中部，针垂直于第一肋，向外行直至穿到腋静脉，抽出静脉血可以证实

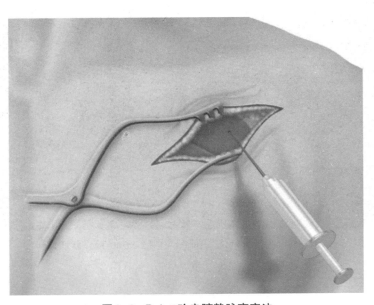

图3-8 Belott改良腋静脉盲穿法

该技术选胸三角沟和喙突作为基本体表标志。在喙突水平垂直于胸三角沟做一约2cm的切口，在胸三角沟内侧1~2cm处进针穿刺，如未能进入静脉，则在透视下找到第一肋，针头指向第一肋，由内向外不断进针直至进入静脉。

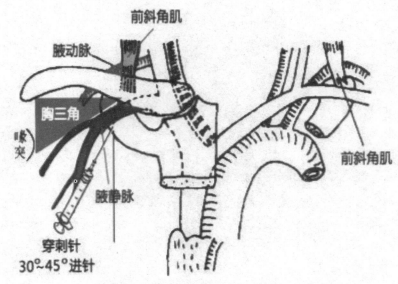

图3-9 胸三角内侧尖定位穿刺法

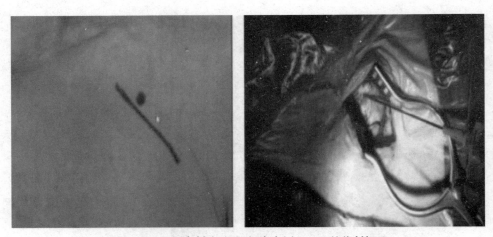

图3-10 平行穿刺法 沿肌间沟内侧0.5cm处作斜切口

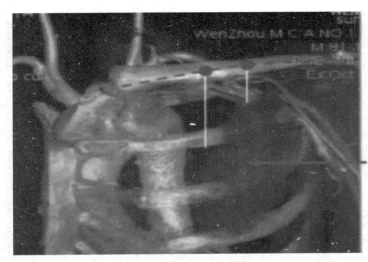

图3-11 改良的腋静脉内段盲穿法

以锁骨中内1/3作为内缘，锁骨中线作为外缘，通过锁骨为骨性标志定位，在预计进血管点下外侧3~5cm处为体表穿刺进针点，由外向内、由下向上穿刺，直到成功

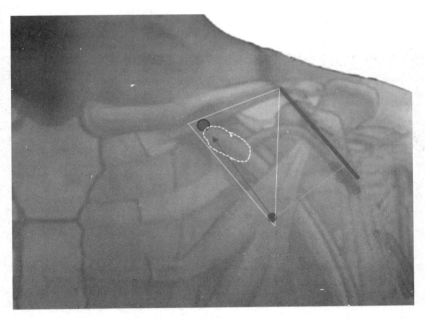

图3-12

图中蓝点为胸三角内侧尖，红点处为皮肤进针点，红、蓝2点距离3~4cm，蓝线为三角肌-胸大肌肌间沟；白色虚线框内是目标穿刺范围；白色实线三角为体表"胸三角"；穿刺点到肌间沟的垂直距离2.5~4.0cm，穿刺点位于腋静脉投影的内侧，则穿刺时不易穿入腋动脉

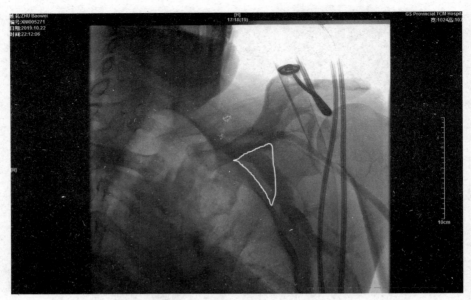

图3-13

右前斜位（34°）造影显示腋静脉在胸廓外，腋静脉内段位于"胸三角"，"胸三角"上界为锁骨，外界为喙突，内界为肋骨外缘

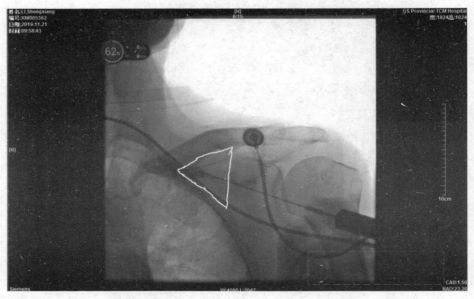

图3-14

右前斜位透视下穿刺成功后使用穿刺针造影显示穿入血管点位于"胸三角尖部"。"对侧斜位"是显示"胸三角"的最佳透视体位。

第三节 植入器械

一、输送鞘管

临床最长使用的是 C315 系列鞘管。C315 系列鞘管是美某力公司研制生产的专门用于选择性心房、心室起搏的支撑、输送导管，为 3830 等起搏电极导线提供支撑、选择特殊部位固定的重要工具。如果没有特殊立体构型的导管引导和支撑，要将柔软的起搏电极导线固定到希浦系统区域是非常困难的，可以说，C315 等特殊构型的鞘管，是实现希浦系统区域起搏所必需的器械。

C315 系列鞘管根据其构型和用途不同，共有 7 种型号（见表 3-1）。其中希浦系统起搏中最常用的是 HIS 专用鞘管，当从上腔静脉入路插入鞘管时，其立体结构的尖端自然指向房间隔、室间隔方向。其内径 5.4Fr，外径 7.0Fr；长度：20cm，30cm，40cm，43cm，内置止血阀。鞘管、手柄连接处同轴，导管内表面亲水涂层。16×16 编制材料，柔软头端，X 线下显影，使用 0.035in 或 0.038in 指引导丝。其产品包装盒内不带有引导导丝，在置入鞘管时需要单独准备 120cm 长导引导丝。

C304 鞘是另一种输送长鞘，与 C315 系列鞘三维结构不同，C304 鞘是平面结构，外径 8.4Fr，但是其弯度可以体外调节，属于可控弯鞘，主要用于心脏严重扩大，解剖变异等特殊情况。

随着近数年希浦系统起搏的快速发展，美某力、雅某等企业相继研发了多种具有单位立体结构、体外可以控制弯度的引导长鞘应用于临床，给选择性起搏带来了更大便利，有利于希浦系统起搏的普及及发展。

使用 C315 或者 C304 鞘管植入电极导线时可以配合 8F 短的带止血阀的可撕开短鞘使用，也可以单独使用长鞘进行。静脉入路首选左侧腋静脉，如有困难，也可以选择右侧腋静脉入路。从左侧入路时，穿刺成功后植入短鞘，然后在 120cm 导丝引导下将 C315 长鞘连同内扩张鞘一同送到低位右心房，撤出导丝及内鞘管，在右前斜位透视下边顺时针旋转边推送鞘管，可以顺利到达三尖瓣环的顶点，其头端自然指向间隔方向。沿长鞘送入 3830 电极导线，只露出电极导线头端部分，以单极方式连接电极导线尾端，接入多导联心电生理记录仪，标测电位，寻找理想靶点。如果需要进入心室侧，需要略微顺时针旋转前送鞘管，相反，如果要从心室侧退入心房侧，需要逆时针方向旋转回撤导管即可。找到理想靶点，固定电极导线后，切除鞘管。当切开"J"形鞘管时，建议在导管远端，导线留有足够的长度，再将导管轻轻推送进右心房，使电极呈现"自然"位点。电极导线植入的更详细技术细节在后面章节有进一步地描述。在切鞘前，在影像下确认鞘管远端导线有足够的预留长度；回撤鞘管，在鞘管近端导线留有足够长度，放置切开刀；将刀片部位指向鞘管中轴；将导线嵌入切开刀凹槽；握刀的手固定在手术台一处不动；调整身体位置，确保整个切鞘过程不受身体阻挡；用单一、流畅的动作将鞘管拉向切开刀刀片，刀片和鞘管保持平行；在影像下确保导线位置不改变（图3-16）。

二、3830电极导线

主动电极导线经历了螺旋裸露的主动固定电极，螺旋包裹的主动固定电极，螺旋可伸缩的主动固定电极三个阶段。螺旋裸露的主动固定电极在心腔内操作时极易损伤心肌和血管，易和心内瓣膜等结构缠绕，有安全隐患。螺旋包裹的主动固定电极由于与血液接触后再固定的时间内（一般在5min左右）包裹物溶解，螺旋裸露，如果术者不能在规定的时间内将电极导线到位固定，也存在损伤心肌和血管、易和心内瓣膜等结构缠绕等安全隐患。螺旋可伸缩的主动固定电极只是在电极导线到目标位置后旋出螺旋，故相对安全，是目前使用最多的电极导线。甘露醇包裹螺旋的主动导线，有内腔，通过起搏钢丝操控导线植入，螺旋端有甘露醇包裹，进入体内后数分钟内完全溶解，螺旋不可收回，以波科4471电极导线为代表。

3830电极导线是一种螺旋裸露且不可伸缩的主动导线，无内腔，必须通过外鞘管操控导线植入，螺旋裸露，且不可收回，旋转导线体部将螺旋旋入心肌。配合C304可控弯鞘管或者C315三维塑性鞘管，可以将3830电极导线植入到心腔内的"任何"位置。由于其外径只有4.1Fr，且是实心结构，所以出现"挤压综合征"的风险较其他电极导线要低，引起血管狭窄和血栓的风险也较其他类型的电极导线要低。如果出现起搏系统感染，需要拔除电极导线时，可以直接通过逆时针旋转拔除，而不需要"锁定钢丝"等专门工具。

表 3-1 续 C315 系列鞘管

C315 形状	描述	可使用 3830 长度	适合电极位置
H20	20 cm	49cm, 59cm, 69cm, 74cm	Bachman's束、Koch三角区、侧游离壁
J	30 cm, J-shaped tip	59cm, 69cm, 74cm	Bachmann's束、侧游离壁、高位房间隔
S4	30 cm, 4 cm reach	59cm, 69cm, 74cm	Bachmann's束、高位房间隔、低位房间隔、低位流出道
S5	30 cm, 5 cm reach	59cm, 69cm, 74cm	Bachmann's束，高位房间隔，低位房间隔，低位流出道
S10	40 cm, 10 cm reach	69cm, 74cm	低位流出道、高位流出道、中位室间隔
H40	40 cm	69cm, 74cm	心尖部、Koch三角区
HIS	43 cm	69cm, 74cm	His束

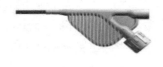 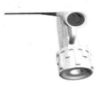 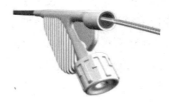

图 3-15 C315 鞘可撕开止血阀尾端图

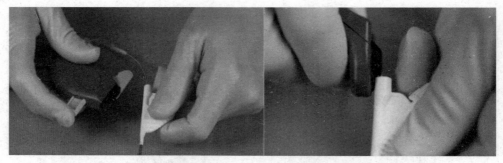

图 3-16 两种切鞘模式：左图为 6232 ADJ 模式，右图 6230 UNI 模式

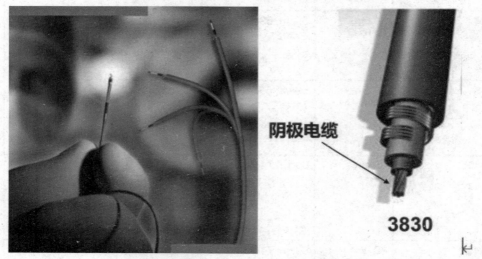

阴极电缆

3830

图 3-17 3830 电极导线的外形及内部结构图

第四节 希氏束电极导线植入技术

随着 C315-HIS 鞘管的上市，经过鞘管植入 3830 电极导线，希氏束起搏的成功率达到 90% 以上，慢性起搏阈值也从平均 3.9V/0.4ms 下降到 1.7V/0.4ms，且长期稳定，解决了希氏束起搏的安全性问题。希氏束起搏所需器械及耗材有：撕开鞘：7~8F Safe Sheath（带止血阀）或其他公司撕开鞘；6232 切开刀（推荐使用）；2290 分析仪（快速，方便，易于观察感知）；电生理多导仪；导引钢丝（120cm长，"0.035in 或 0.038in"直径，推荐 150cm J 型导丝）；十级或四级的尾线。对于每一台手术而言，其使用耗材的准备工作很重要，为了保证手术顺利进行，准备手术时要有备用耗材，备货要求如图 4-18。希氏束起搏所用主要工具如图 3-19。C315-HIS 鞘管由于其弯度固定，对一些心腔严重扩大的病例，鞘管远端常常不

能到达希氏束所在区域，造成手术不成功，而C304鞘管由于其远端弯度可以体外调节，故对于心腔扩大非常严重，尤其是右心房室扩大严重的病例，适合使用。C315-HIS鞘管和C304鞘管的区别如图3-20。

[希氏束起搏纠正束支传导阻滞的理论基础]

"希氏束纵向分离理论"是希氏束起搏纠正束支传导阻滞的理论基础。早在1977年，国外心脏电生理学家研究发现，当起搏希氏束时，原先存在的完全性左束支阻滞可以被纠正，进一步深入研究发现，在希氏束分叉之前，左右束支在希氏束内部是相互分离的，即希氏束是左右束支在房室结之后"合成"了希氏束。可以理解为完全性左束支阻滞或者完全性右束支阻滞可以发生在希氏束内部，可以是希氏束的近、中、远段。在希氏束内只要起搏位点"跨过了"阻滞位点，就可以纠正束支传导阻滞。

希氏束起搏与传统起搏器植入的另外一大区别，在于需要手术中标测希氏束区域，标记希氏束电位。所以必须要有多导联心电生理记录仪。术中需要以单级的方式将3830电极导线连接到多导联生理记录中，并且以并联的方式将起搏分析仪与3830电极导线相连接，具体如图3-21所示。

[手术基本步骤包括四步]

第一步：建立通路，即静脉穿刺。通常首选左侧入路，一般穿刺左侧腋静脉或者锁骨下静脉。当使用C315鞘管时建议使用8F外鞘，操作时更加便利。如果使用C304，可以不使用外鞘管，需肝素化鞘管，避免血栓的形成。需要在钢丝的导引下置入鞘管：避免穿孔。鞘管导入后，再回撤鞘管至三尖瓣环，旋转鞘管朝向间隔至His束区域。

第二步：希氏束定位标测并初测阈值标记。希氏束电极定位方法有两种，第一种是直接定位法（图3-22）。定位需要在RAO 30°透视体位下，结合LAO 45°体位，电极仅Tip端出头于房室交界区寻找His电位，单极Tip起搏标测结合His电位标测初测阈值（必要时也可测感知）包括希氏夺获阈值，局部心肌夺获阈值，纠正束支传导阻滞阈值（若存在BBB）。另外一种方法是希氏束预先定位法（图3-23A），即通过穿刺股静脉，使用电生理标测电极导管预先标记处希氏束位置，引导3830电极导线定位。此方法适用于初学者。还可以使用拖拽标测法（图3-23B），即先将鞘管和电极导管送到肺动脉圆锥处，由远及近缓慢回撤，一般能记录到His电位。或者由远及近高电压起搏至QRS变窄处停止起搏，观察有无His电位。

定位困难的病例通常包括：心脏扩大明显伴转位，三尖瓣重度返流，间隔部心肌增厚，三尖瓣成型术后。对以上定位困难的病例，使用预先定位有助于手术成功。3830螺旋头端露出鞘管，固定前3830阳极环尽量要在鞘管内。过桥线单极夹法：黑色夹金属杆，红色夹皮肤（可用手术钳夹肉）。希氏束的定位除过X线影像定位外，更重要的是起搏电位定位。首先需要标记有His电位的位置，此位点只有H波和V波，或者带有很小的A波（此种电位提示位点位于希氏束偏远段）。如果以较低的阈值能够夺获希氏束，表现为起搏的QRS波和自身的QRS波一致，且起搏信号与QRS之间有等电位线，起搏钉到QRS的距离和HV间期相等，则提示选择性夺获了希氏束，高电压起搏，QRS波略微变宽，QRS起始部有"预激"波，则提示不但夺获了希氏束，同时夺获了希氏束旁心室肌（图3-24）。

在实际工作中，可以采用单极起搏高频率高输出标测法，可以在短时间内找到靶点范围，然后再精细标测。通常使用5~10V电压，快于自身频率连续起搏，在起搏过程中找到"窄QRS"波处，观察起搏信号与QRS之间有无等电位线，达峰时间是否小于75ms，QRS波形态与窦性心律形态是否一致，起搏阈值是否小于2.0V/1.0mV。如果满足以上条件，则可以考虑固定电极导线。连续标测时只需要露出头端电极即可，阳极环需要在鞘管内。

另外一种标测定位的方法是双导管精确定位法（图3-25）。采用两根3830电极的组合。目的是第一根3830电极确定希氏束大概位置，若第一根阈值不佳，则以第一根作为标记，在附近再寻找更优的位置。第一根电极使用C315-HIS鞘管，第二根电极则可采用C304或者C315-HIS鞘管。对于大心房的房颤患者，第二根电极建议C304XL74和3830-74的组合（C304为二维弯，用C315-HIS先做一个标记）。第二根电极和鞘管的处理：若患者需要心房感知或起搏，则换一根C315-S4放置在心房。若患者需要右心室备用，则用C315-HIS放置在右心室间隔。

在希氏束定位中，通常使用三个X线投照体位定位（图3-26），后前位（AP位）通常观察电极导线的张力，左前斜位（LAO）用于观察电极头端是否指向间隔面，通常His电极导线指向三尖瓣环"1~3点"位置，右前斜位将间隔面充分展开，有利于观察电极导线在间隔的位置是偏向心尖还是偏向基底部，是偏向前，还是偏向下后。多体位投照结合有利于精确定位。

希氏束电极导线固定式需要注意一下几点：

（1）输送鞘与植入部位的角度和方向要垂直于间隔。

（2）电极导线出鞘长度短，便于固定，阳极环端不要露出鞘管。

（3）逆时针旋转鞘管时保证适当的张力和角度，顺时针匀速旋转电极尾部6圈。

（4）旋转过度可能导致固定点心肌损伤阈值偏高。

（5）旋转导线时动作要轻、慢。

（6）固定时先轻轻给导线一个向前的力，观察其是否稳定在一个位置。

（7）顺时针旋转电极尾端4圈后，头端应同轴旋转4圈，一旦固定后如再旋转，将出现转一圈回弹一圈（C315需要ring端出鞘判断）。

（8）退鞘到近端后再次旋转1~2圈，通过影像确认，可以看到电极近端摆动，电极头端固定的表现，阈值无变化。

希氏束电极导线固定良好的表现是术中起搏阈值稳定，术中提示HBP阈值稳定主要看电极固定是否牢固，电极导线固定牢固的表现有：

（1）良好的HBP损伤电流（图3-27）：固定即刻会出现阈值升高，后10min内逐渐下降。

（2）HBP阈值稳定：无较大的波动。

（3）阻抗较高：超过450Ω。

（4）术中EGM的His电位振幅越大并稳定提示阈值越低。

（5）电极牵拉试验中阈值稳定提示固定牢固。

（6）感知、阈值、阻抗在不同极性检测时相对稳定。

（7）HBP起搏后HV传导正常，表现为以稍高于阈值（0.5V）的输出1：1H-V传导>120~140bpm提示HIS束以下传导正常。

（8）PH-V间期与自身H-V间期基本一致：过短可能为束支起搏；过长伴文氏现象，可能为AVnode起搏。

（9）测试阈值时注意起搏频率的影响，频率快可能伴随阈值升高。

远期稳定性不可靠的术中提示有：

（1）阈值在术中明显波动或缓慢下降。

（2）HIS电位的振幅同一时间段变化明显。

（3）明显的右束支起搏远期阈值不可靠。

损伤电流：

当螺旋电极导线旋入心肌后，会引起心肌组织的一过性损伤、水肿。当3830电极导线旋入希氏束后，会记录到H波，在H波后会记录到类似于ST段抬高的波形，即损伤电流，常常是一过性的，是电极导线固定良好的标志之一，也是HBP损伤电流，是HBP阈值良好的标志之一，希氏束电位在未旋入的时候波形较窄，希氏束电位在旋入后，波形会明显增宽，随着时间的延长，希氏束波形会逐步变窄，需要等待至少10min，损伤电流需在未起搏的情况下观察。

希氏束电极撤鞘时需要注意：

（1）需先把其他电极植入完成。

（2）撤鞘顺序为最后撤 HBP 导线，以减少对 HBP 导线的影响。

（3）推荐使用 6232 切开刀。

（4）先将鞘管撤离到电极头端已经完全离开鞘管弯曲的部分，呈现自然的弯度。

（5）让导线预先在心房内预留一定的长度。

（6）在 DSA 影像下撤鞘。

（7）撤鞘要一气呵成。

（8）撤鞘后调整导线张力，再次测试 HBP 的阈值。

在希氏束电极导线固定方面，温州大学附属第一医院总结的"4D"经验非常有用：①Distal（更远端，阈值更好，固定更牢）；②Deep（扎的深，出现损伤电流，阈值动态下降）；③double leads（双导管法，相互定位，便于寻找）；④Demand（多种方法探索是否固定牢，位置稳定）。希氏束起搏最大的问题是在希氏束近端固定电极导线时，由于其位于中心纤维体上，周围结构为结缔组织，固定深度浅，感知值低，起搏阈值高。如果将电极导线固定到希氏束远端区域，其周围有心室肌肉组织，则可以避免以上缺点。

导线	3830 递送鞘	备注
3830-69	C315-H!S	his 必备组合，2 套
	C304-69	针对 his 鞘难到位，可调弯，2 套
3830-74	C304-74	针对大心房，根据心超判断，1 套
5076-58 5076-52	C315-S10 C315-S4,S5	后备使用

图 3-18　希氏束起搏备货要求

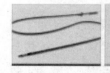 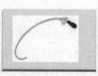 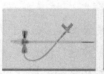

3830电极
3830-69/74 cm　　C315-HIS　　C304L69或XL74　　7-8 Fr撕开鞘（带止血阀）　　锁定切开刀

· 搭配3830-69电极使用

图 3-19　希氏束起搏所用主要工具

	C315-His	C304
手术难易度	简单	较难
形状	弯度固定，到位容易，易掌握	可调弯，特殊病例
塑形	3D，与间隔垂直	2D，与间隔不垂直
外径	7.0 Fr，细	8.4 Fr，粗，支撑力好

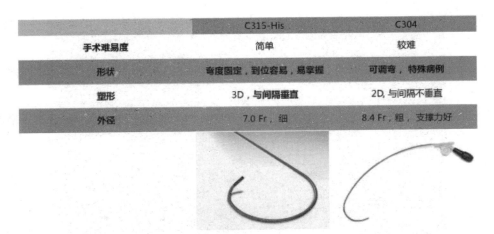

图 3-20 C315/C304 鞘管特性对比

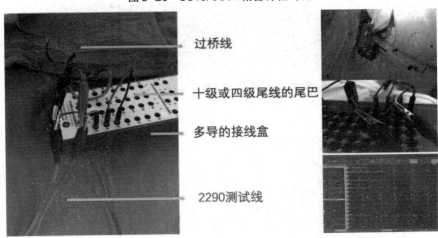

过桥线

十级或四级尾线的尾巴

多导的接线盒

2290测试线

图 3-21 术中电极导线的连接方法

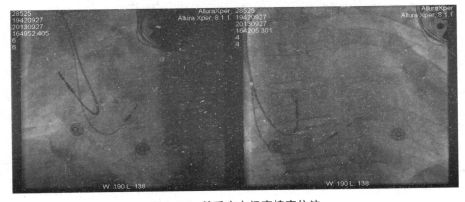

图 3-22 希氏束电极直接定位法

LAO为电极头端指向脊柱；RAO位电极头端指向三尖瓣环顶部

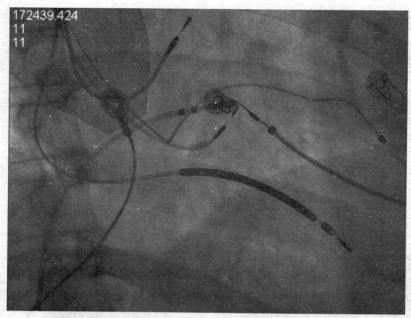

图 3-23A 使用四级电生理导管经股静脉途径预先标记 His 电位

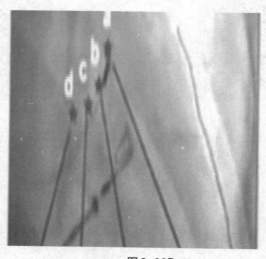

图 3-23B

拖拽标测法：先将鞘管和电极导管送到肺动脉圆锥处，由远及近缓慢回撤，一般能记录到 His 电位。或者由远及近高电压起搏至 QRS 变窄处停止起搏观察有无 His 电位

His电位

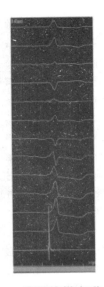
高阈值带内膜

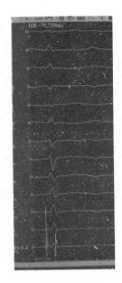
低阈值纯His

图3-24　希氏束起搏电位定位

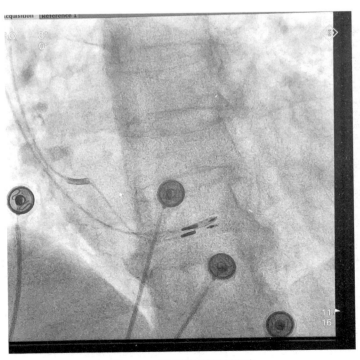

图3-25　双导管精确定位法

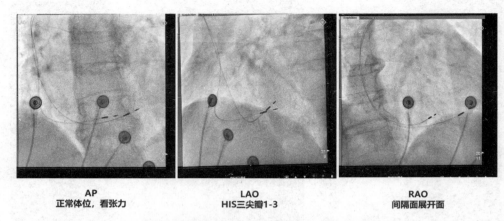

AP	LAO	RAO
正常体位，看张力	HIS三尖瓣1-3	间隔面展开面

图3-26　希氏束定位中通常使用的三个体位及作用

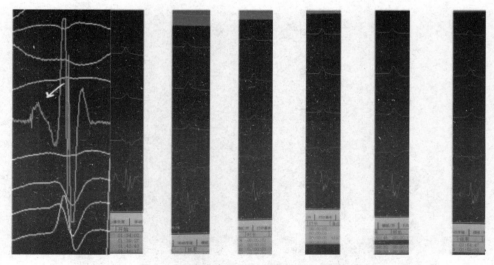

图3-27　固定电极上的损伤电流及其演变

在H波和QRS波起始部之间类似于ST段弓背抬高的部分（白色箭头所示）；自左向右随时间后延损伤电流振幅逐渐变小

第五节　左束支区域起搏

人工心脏起搏器经历了右心室心尖部起搏、右心室流出道间隔部起搏、双心室起搏（CRT）、希氏束起搏、希浦传导系统起搏五个阶段。其中左束支区域起搏是希浦传导系统起搏的主要内容。中国学者黄伟剑教授2017年发表的文章开创了起搏技术，发展历史上的新纪元，为起搏领域做出了重大贡献。2015年，黄教授在为一例心衰患者行希氏束起搏时，由于患者心脏扩大明显，希氏束电极导线不易固定，在反复尝试中，将3830电极导线旋入右心室流入道间隔深部，起搏夺获后起搏心电图表现为完全性右束支传导阻滞图形。经过深入分析，黄教授认为3830电极导线旋入室间隔左心室内膜下，并夺获了左束支。该部位起搏阈值低且稳定，感知良好。后尝试在心力衰竭合并完全性左束支阻滞的患者中使用该技术，获得成功，并且能够使左心室的电同步和机械同步达到显著改善，达到了与CRT治疗同样的效果。于2017年发表了文章，引起了心电生理起搏领域的轰动效应。该项技术三年来如雨后春笋般在全世界范围内迅速开展，由于其技术上相对简单易行，使用普通的双腔起搏器即可达到不劣于CRT的效果，大大节约经费，大有取代CRT治疗的趋势。

希氏束起搏和左束支区域起搏是迄今最为生理的起搏技术。由于其夺获的是希氏束及其分支，相比于夺获心室肌，前者具有传导速度快、心电图QRS波群窄、左心室同步化功能好等特点，其临床效果远远优于右心室心尖部起搏。2018年，患慢性心律失常指南中指出，对于左室射血分数在36%~50%的房室传导阻滞患者，有传统起搏器植入指征的且预期起搏比例>40%的患者选用更生理的起搏方式来预防心衰（如心脏再同步化治疗，HBP），优于右心室起搏。

左束支起搏定义：

左束支起搏（left bundle branch pacing）：是由希氏束起搏演变而来的一项新的左束支区域起搏技术，该技术是将心室起搏电极头端通过右室间隔侧旋转到左室间隔侧，并且起搏可以夺获左室间隔侧左束支区域，进而快速激动心室肌，起搏QRS波窄并且可以呈现右束支传导延迟形态，该方法可以纠正左束支传导阻滞，和希氏束起搏相比，起搏电极头端固定更稳定、起搏阈值更低、感知振幅更高。夺获左束支（LBB）（LBB主干或分支近端），通常间隔阈值较低（<1.0V/0.4ms）。

希氏束起搏是最理想的起搏方式，但是其缺点也是很明显的（表3-1）。相对于希氏束起搏的缺点而言，左束支区域起搏恰恰克服了希氏束起搏的缺点。左束支区域起搏同样是生理性起搏位点，但是其操作比希氏束起搏简单，可以达到左心室收缩同步化，单根电极导线即可纠正完全性左束支阻滞，并且可以跨过"病变"。

左束支区域起搏（LBBaP）标准：起搏呈RBBB形态；左心室激动达峰时间（Stimulus-peak LV activation time）：起搏夺获时起搏信号到V_{4-6}R波最高点的时间距离，在高、低电压起搏时相等，且小于HBP时的达峰时间。

该项技术虽然起步较晚，循证医学证据尚不充分，但是从近三年发表的文献看，其手术的成功率、安全性要好于希氏束起搏，尤其在有CRT适应证的患者，其针对性地纠正完全性左束支阻滞，使左心室收缩同步化，改善此类患者的心功能的效果不亚于CRT治疗，因此，此项技术是值得大力推广、普及的技术，随着临床实践的进行、病例的积累以及新的大规模随机对照试验的发表，此项技术的地位会不断提高，有望改写心脏再同步化治疗的历史。

（1）左束支起搏的适应证选择（见相关章节）。

（2）植入器械：同希氏束起搏。要记住3830电极的一些数据，如螺旋头端长度是1.8mm，螺旋尾端到阳极环长度9mm，阳极环本身长度3.8mm，螺旋头端近端和阳极环远端距离9mm。术前超声心动图检查室间隔的厚度非常重要，室间隔基底段的厚度决定电极导线旋入的深度（图3-28）。

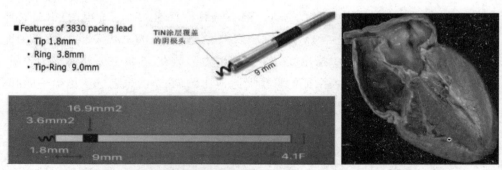

术前心脏超声室间隔厚度很重要！室间隔厚度在6~11mm，IVS决定电极旋入的深度

图3-28　3830电极导线头端长度和室间隔厚度

（3）操作流程。

包括：①鞘管选择（首选C315-HIS鞘）；②His电位标测；③评估传导束走向；④RVS起搏QRS形态评估；⑤固定；⑥参数测试，包括阻抗及电位；⑦测试不同输出QRS形态；⑧撤鞘。

（4）术前准备。

手术前需要准备：①肝素化盐水；②临时起搏器和电极；③7~8F鞘；④指引导丝（150cm J形）；⑤美某力2290分析仪；⑥电生理多导仪；⑦测试线。其中准备临时起搏器和临时起搏电极导线非常重要，不但可以用做术中保护性起搏，还可以用来辅助3830电极导线快速选择旋入点（见后述）。对术前心电图标选位完全性左束支阻滞的患者，必须先植入临时起搏电极导线，防止术中操作鞘管时损伤右束支而造成三度房室传导阻滞。建议对所有拟行左束支区域起搏的患者放置右心室心尖部临时起搏电极导线备用。多导显示仪上要同时同步显示12导联心电图和腔内心电图（图3-29）。

植入步骤包括：①静脉穿刺；②插入CH315鞘管；③确定起搏位点；④植入电极；⑤确认电极深度；⑥测量起搏参数；⑦测试不同输出和频率QRS形态；⑧撤鞘。首选穿刺左侧腋静脉，穿刺一针或者两针，最好穿刺两针，分别置入7F或者8F可撕开鞘。

在120cm或者更长的0.032~0.038in导丝引导下将CH315鞘管送入低位右心房，撤除导丝和扩张鞘后，边顺时针旋转边前送鞘管，一般情况下鞘管头端会到达三尖瓣环的顶点，鞘管头端自然指向间隔面。此时顺时针旋转前送鞘管会向心室侧移动，逆时针旋转回撤鞘管会向心房侧移动。另外一种操作鞘管的方法是先沿着引导导丝将鞘管及扩张管送到右心室流出道，撤除导丝及扩张管后逐渐逆时针旋转，回撤鞘管。

如果穿刺的是右侧腋静脉或者右侧锁骨下静脉，沿着导丝将扩张管及鞘管送到低位右心房，撤除导丝及扩张管后，CH315鞘管自然指向右心房游离壁侧，此时需要先逆时针旋转回撤鞘管，使鞘管指向低位房间隔方向，然后再顺时针旋转前送鞘管，便会跨过三尖瓣，指向右心室流入道间隔侧。如果患者的右心房扩大非常明显，有时CH315鞘管难以到达希氏束及左束支区域，可以在体外对鞘管塑性，加大第二弯的角度，有可能帮助鞘管到位。经过反复尝试后如果仍然不能到位，此时需要及时更换为C304鞘管，C304鞘管为2维结构，因其支撑力强于CH315鞘管，且在体外可以控制弯度，在心脏扩大的患者比CH315鞘管更加易于到位。

在操作鞘管到达初步预测的位置后，需要使用3830电极导管标测心腔内单极电图，确定电极旋入位置。一般需要先标测到希氏束区域，标测到希氏束远端（心内单级电图上有H波，有V波，A波无或者极小的A波），然后以希氏束远端为参考位置，向心尖部前送鞘管1~1.5cm，只露出3830电极导线头端电极，单级起搏夺获心肌后V_1呈"W"形时开始旋入电极导线（图3-30）。旋入前需要测试单极起搏时的阻抗，阈值，R波振幅。操作鞘管和电极导线时需要注意，经C315鞘送入3830电极，仅TIP出鞘。整体将鞘和电极在RAO体位下送至三尖瓣隔瓣室侧。

在右前斜位确定旋入点后，一般需要在左前斜位透视下观察旋入的方向及深度。左前斜位下旋入方向指向脊柱侧（间隔方向），一般需要指向三尖瓣环的1~3点方向，旋入深度需要结合室间隔的厚度，3830电极导线进入的深度（从电极导线螺纹远端到阳极环远心端长度是10.8mm），单级起搏是V_1导联的形态，阻抗变化等综合考虑。一般来讲，在旋入（顺时针旋转进入）的过程中，单级起搏时，V_1导联的W切迹逐渐后移，且逐渐变为M型，直至V_1呈现完全性右束支阻滞图像。旋拧过程中出现V_1呈Qr形态的室性早搏时提示接近间隔左室内膜下，继续深旋则R波振幅加大，起搏形态呈QR形，即起搏形态由左束支阻滞变为右束支阻滞图形。单极电图可见V波前有清晰的类似希氏束电位样的P电位，PV间期通常10~30ms（图3-31），但是在固有LBBB时不能观察到P电位，高低输出起搏时见达峰时间LVAT（即起搏钉到R波顶峰的达峰时间，通常测量V_4~V_6导联，反映左室侧壁的除极时间）保持最短和恒定，提示夺获左束支。电极旋入过程达峰时间小于84ms，QRS宽度124ms，起搏时V_1导联终末出现小r波，提示电极头端已经接近或者已在左束支区域，需要减慢旋入速度，防止室间隔穿孔（图3-32）。在旋入的过程中起搏阻抗出现先升高后下降的过程，但是一般要在500Ω以上，如果阻抗突然下降，小于500Ω，则提示电极导线头端可能已经突破左心室内膜下进入左心室，需要起搏验证，如果确定已经穿入左心室，则需要逆时针旋出，重新选择旋入点。确认电极旋入的深度除过结合以上因素外，还可以根据经鞘管造影，术中超声检查等综合考虑（图3-33）。杨宝平根据术中临时电极导线的位置，选择电极导线旋入的初始位置和旋入深度，简化了手术操作，缩短了手术时间（详见后）。

当确定电极单级起搏时夺获了左束支，需要测试起搏阈值，起搏阻抗，R波振幅。一般来讲，选择性夺获左束支的起搏阈值小于1mV。

先使用配套鞘管辅助连接单极电图的3830电极标测到希氏束，然后以此影像作为标记植入左束支起搏电极。通常选取右前斜30°体位，在希氏束远端1~1.5cm处希氏束与心尖部连线上作为左束支起搏的初始位置，起搏通常V_1导联呈"W"型QS波，顿挫在QRS底部。逆时针旋转鞘管保持导线头端垂直于间隔并提供足够的支撑力，便于导线深旋入间隔，LAO体位下鞘管内注射造影剂显示室间隔右室面，可判断电极是否垂直旋入及旋入间隔深度。后撤鞘管至心房，观察电极动度及参数稳定性。透视下见旋入间隔内电极部分动度小且僵硬，间隔外的电极则动度大而自然，测定参数恒定，起搏图形及腔内电图无变化则用切开刀除去辅助鞘管。电极导线旋入的角度和深度可以通过术中经过鞘管造影，超声检查，术后CT检查判断，但是这一步骤不是必须，电极导线旋入的角度和深度主要靠术中透视及阈值检测即可确定。

术中电极导线旋入点的选择：

由于在左束支区域起搏中，选择电极导线旋入点非常关键，关系到手术成败，目前有以下几种方法，分别介绍如下：

（1）根据起搏电极导线标测到的希氏束区域与透视下心尖的位置确定旋入位点（图3-34）：

该方法由黄伟剑教授首先提出，前文已述，即先使用3830电极导线标记HIS区域，右前斜位透视下沿HIS区域向心尖方向连线前送鞘管和电极导线1~2cm，结合起搏V_1导联图形呈W型，即可旋入。但是在心脏扩大、转位等情况下，不一定能标测到HIS的明确位置，心尖的方向也在透视下难以准确判断。在经验不是很丰富的术者，往往难以找到合适的旋入位点。

（2）根据右心室临时起搏电极导线辅助解剖定位[图3-35（A~E）]：

杨宝平在临床实践中行左束支区域起搏时，常规经股静脉途径放置4F右心室临时起搏电极导线至右心室心尖部，并尽可能沿三尖瓣环顶点至右心室心尖部方向放置。右前斜位29°透视下房室环（透亮带）与临时电极导线的交点为A点，是三尖瓣环的最高点，在房室环上往下2cm处为B点，临时起搏电极导线上往心尖方向2cm处为C点（距离参考临时电极导线头端两个电极距离1cm）。三角形ABC为"右心室流入道三角"，旋入点首选在三角形ABC的中心区域，可结合起搏V_1W图形，旋入点选择不能超过该三角区域外，尤其不能跨越三角形的斜角边朝前、朝上，否则会进入流出道。要选择柔软的临时起搏电极导线，且将心房部分顶起，使电极贴靠三尖瓣环最高点，并且确保远端在右心室心尖部，这样才有助于根据电极导线走形定位。要选择柔软的临时起搏电极导线，且将心房部分顶起，使电极贴靠三尖瓣环最高点，并且确保远端在右心室心尖部，这样才有助于根据电极导线走形定位。杨宝平的方法与方法（1）、方法（3）异曲同工，该方法关键是要根据右心室的大小、形态，对临时起搏电极导线塑形，使电极导线沿右束支走形方向紧贴室间隔右心室面放置，能够适应不同大小、形状、转位的心室，参考位置明确、固定，临床实践证实非常可靠，值得推广应用。该方法的缺点是增加了操作和费用。

（3）根据右前斜位透视下右心室间隔面9区法选择旋入位点（图3-36）：

该方法由北京安贞医院吴永全团队提出，该方法对心脏扩大明显的患者定位的准确性欠佳。

（4）通过术中右心室造影确定三尖瓣顶点和右心室心尖的位置，进行解剖直接定位旋入点（图3-37，图3-38）：

北京阜外医院华为教授及团队和广西学者杨桂强、刘艳丽教授等报道的采用术中C315鞘管行右心室造影，指导旋入位点的方法简单、易行、成功率高，值得推广。

左束支区域起搏的特征：

（1）头端电极单极起搏QRS呈现右束支阻滞图形，且不能被高输出纠正，但是对于左束支阻滞的病人可以通过调整AV间期纠正。

（2）可以在非完全性左束支传导阻滞的病人或者完全性左束支传导阻滞但有左束支处逸搏的病人上观察到左束支电位，左束支电位到V波的间期短于HIS-V间期（20~30ms左右）。

（3）起搏钉到QRS波起始的间期短于自身心律下的HIS-V间期。

（4）达峰时间（VAT）：在升高电压的时候基本保持不变（高低电压下区别不应超过10ms）。

（5）低电压时起搏钉到QRs波起始有等电位线，在高输出夺获部分心肌的时候等电位线可消失。

（6）QRS时限，LVAT（左室达峰时间）：70~80ms。

左束支区域起搏操作总结如表3-3：

表3-3　左束支区域起搏操作要点

步　骤	内　容
定位和旋入	1.右前斜下定位HIS，将导线置于HIS远端与心尖连线1~2cm处的右室间隔 2.5V/ms单极起搏下观察V₁导线出现W波（在QS底部出现切迹） 3.深拧电极导线，起搏图形从LBBB逐渐变为RBBB图形 4.实时监测单极阻抗，若阻抗<500Ω，则有穿孔风险 5.若出现PVC，则表示已接近左室间隔面 6.腔内图记录到LB束支电位，且随深拧逐渐变大 7.若电极导线突破左室间隔面，建议重新寻找位置固定
LBBP起搏的判断	1.起搏形态：单极低电压到高电压起搏，V₁导联出现r波或R波 2.束支电位：一般应当有。大电位、损伤电流意味着靠近传导束。但起搏依赖或室性逸搏，完左的患者看不到 3.达峰时间：可靠，适用性好，心脏结构正常的患者<75ms，高低电压下达峰一致 4.移行在V₂或V₃导联，移行太晚则表示近心尖部。通过双导管法起搏希氏束或左束支近端观察束支电位

步 骤	内 容
测 试	阀值<1.0V/0.5ms，感知>5.0mV，双极阻抗>500Ω。如观察到LBB损伤电流但阈值偏高，建议等待5~10min观察是否有下降趋势

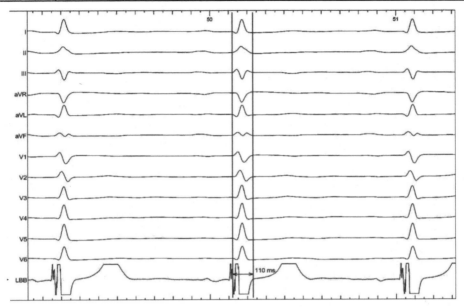

图3-29　显示仪选择12导联和腔内图同步记录

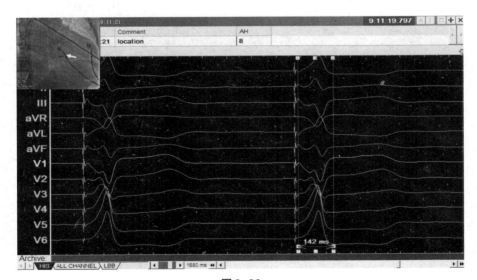

图3-30

旋入位点的选择：逆时针整体转鞘和电极，使电极接触到室间隔的右侧面，以2.0/0.5mV起搏，V₁导联显示LBBB图形，呈"W"型

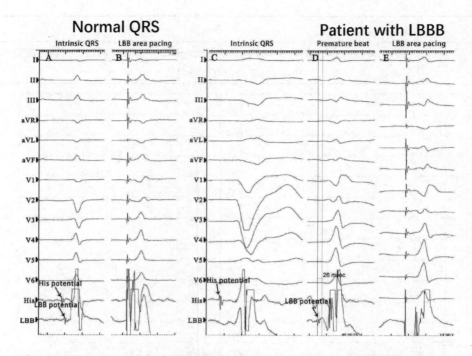

图3-31 电极旋入过程中出现RBBB形态的室早和LBB电位预示螺旋在较好的位置

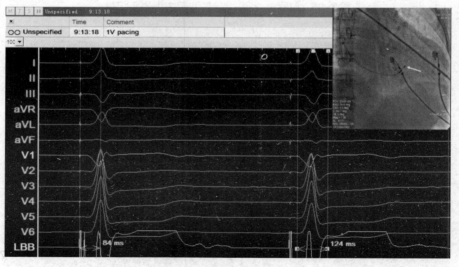

图3-32

电极旋入过程达峰时间小于84ms，QRS宽度124ms，起搏时V_1导联终末出现小r波，提示电极头端已经接近或者已在左束支区域，需要减慢旋入速度，防止室间隔穿孔。

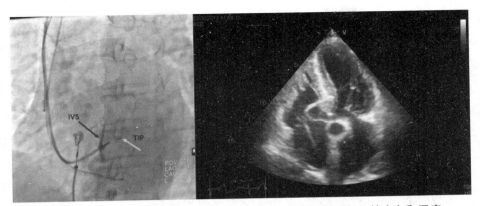

图3-33　通过经鞘管造影或者超声检查可以判断电极导线旋入的方向和深度

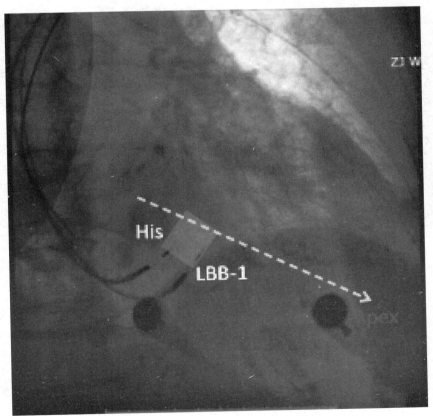

图3-34　通过希氏束和心尖的相对位置初定电极导线旋入点

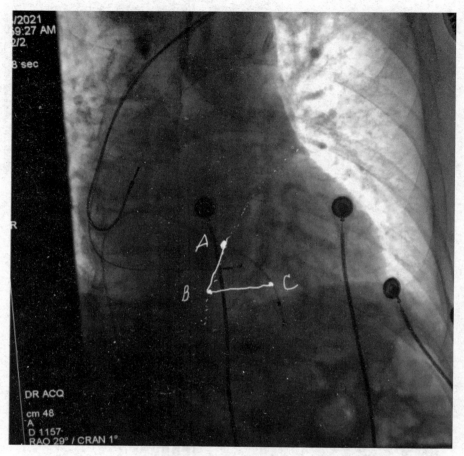

图3-35A

　　右前斜位透视下通过临时起搏电极导线初步确定电极导线旋入点（结合起搏时 V_1 导联的形态）。图中右前斜位29°透视下房室环（透亮带）与临时电极导线的交点为A点，是三尖瓣环的最高点，在房室环上往下2cm处为B点，临时起搏电极导线上往心尖方向2cm处为C点（距离参考临时电极导线头端两个电极距离1cm）。三角形ABC为"右心室流入道三角"，旋入点首选在三角形ABC的中心区域，可结合起搏 V_1 W图形，旋入点选择不能超过该三角区域外，尤其不能跨越三角形的斜角边朝前、朝上，否则会进入流出道。要选择柔软的临时起搏电极导线，且将心房部分顶起，使电极贴靠三尖瓣环最高点，并且确保远端在右心室心尖部，这样才有助于根据电极导线走形定位。

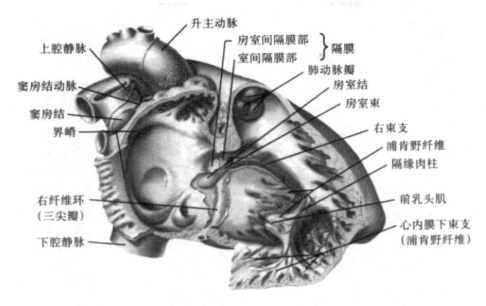

图3-35B 图3-5A的解剖示意图

临时起搏电极导线走向相当于右束支，"右心室流入道三角"，在如图所示的三角形内实心椭圆形区域可以作为3830电极导线旋入点。沿着室间隔接近垂直旋入即可到达左束支区域。

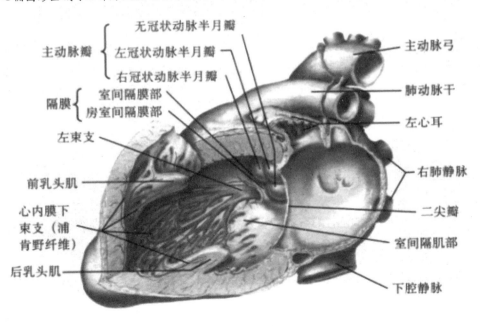

图3-35C

室间隔左侧面观，图示左束支主干所在区域，3830电极导线要旋入到图示白色圆形所示左心室内膜下区域。

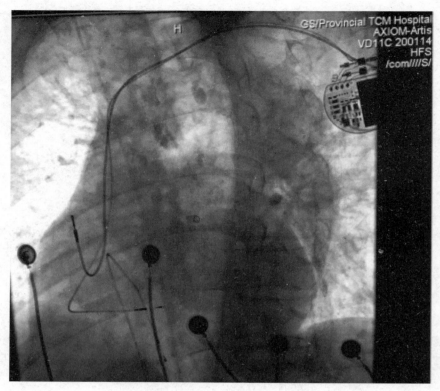

图 3-35D

左前斜位显示3830电极导线旋入的方向和深度。临时起搏电极导线紧贴右心室前间隔到心尖方向放置，其远端第一个转折处是三尖瓣环的顶点，3830电极导线几乎和临时起搏电极导线垂直相交，交点处在3830电极导线的阳极环处，距离轮旋电极最远端距离10.8mm，这也是电极导线旋入室间隔的深度，在该处起搏选择性的夺获了左束支。

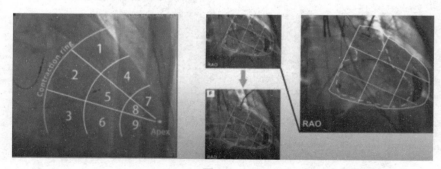

图 3-36

九区分法定位右心室间隔旋入点。右前斜位透视下将房室沟、心尖、心室前壁、后下壁构成的心影按照如图所示行九区分法，旋入点集中在心影后下1/3区域，主要在4区、5区。从1、2、3区旋入容易伤及冠状动脉间隔支。两种区分法分别由中国学者邹建刚、候小峰（左图），吴永全、张俊蒙（右图）提出并发表了相关研究

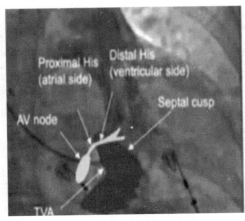
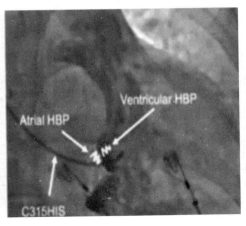

图3-37

术中使用输送鞘管行右心室造影指导判断希氏束位置及左束支区域起搏时右心室间隔面电极导线旋入点

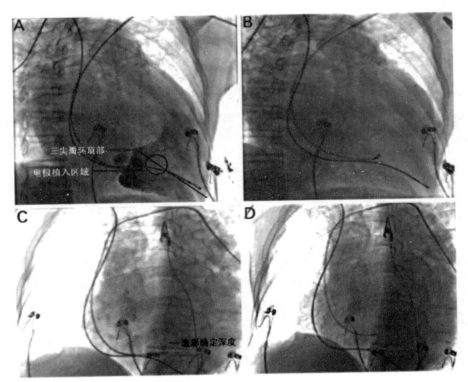

图3-38 术中使用引导鞘管行右心室造影行解剖定位选择旋入位点

A：右室造影下显示三尖瓣环顶部；B：调整电极往心尖部方向到达预定区域；C：左前斜位下旋进电极并造影了解电极进入的深度；D：电极到位固定后退鞘。

表3-1 希氏束起搏的缺点

更多手术时间	原因
植入失败	高阈值
	三尖瓣更换术后
	HBP电极难以固定（30%）
	His远端或者室内阻滞
阈值升高/不稳定	进展性His传导疾病，固定不好，螺旋太短
感知异常	低振幅
	远场心房过感知
希氏束损伤	短暂HV block（1%）
	RBBB
缺乏循证医学	有待更多临床试验数据

表3-2 希氏束起搏与左束支区域起搏的区别

	HBP	LBBP
生理性	完全生理性	部分生理性
定义	明确	尚不明确
AVB	★ ★ ★	★ ★ ★ ★ ★
	His内/下阻滞不适用	阻滞点以下
LBBB	★ ★ ★	★ ★ ★ ★ ★
	相对高阈值，不稳定	阈值低且稳定
AF&AVN 消融	可能对起搏位点造成损伤	离起搏位点较远
PICM[1]	★ ★ ★ ★ ★	★ ★ ★ ★
CRT 无反应	★ ★ ★ ★ ★	★ ★ ★ ★ ★
三尖瓣疾病	★ ★ ★ ★ ★	★ ★
询证医学	发展阶段，较多临床研究发表[1,2]	探索阶段，尚无研究发表

第六节　希浦系统起搏的并发症

传统右心室起搏的并发症在希浦系统起搏时同样存在，如穿刺相关并发症、感染并发症、电极导线相关并发症等，除此之外，希浦系统起搏尚尤其独特的并发症。以下简单介绍希浦系统起搏的并发症：

（1）损伤束支：手术中操作鞘管跨越三尖瓣并在右心室内操作鞘管及电极导线时，如果动作不够轻柔，容易损伤右束支，造成一过性或者永久性右束支传导阻滞。当患者已经存在完全性左束支传导阻滞时，如果损伤了右束支，会造成三度房室传导阻滞，出现紧急情况，所以，对术前有完全性左束支传导阻滞的患者，拟行希浦系统起搏时，一定要先植入临时起搏电极导线，一般从股静脉途径植入，不推荐从上腔静脉途径植入，以免影响永久起搏器的植入。手术中操作鞘管动作要轻柔，标测时 3830 电极导线头端出鞘即可。避免在有右束支电位的地方旋入电极导线。

（2）远期阈值增高：希氏束起搏时，由于有纤维三角处心肌组织少，纤维组织多，电极旋入后初始阈值就比植入心肌内高，大约 10% 的患者植入时起搏阈值大于 2.0V/1.0ms，有研究报道，在长期的随访中，阈值增加大于 1.0V 的患者比例超过 12%，导致起搏器电池提前耗竭。

（3）室间隔穿孔：主要发生在左束支区域起搏的患者中。表现为术中突然阻抗下降，起搏阈值升高或者失夺获（图 3-39），透视下观察电极导线头端进入左心室（图 3-40）。容易造成间隔穿孔的危险因素有：老年瘦弱女性，致密化不全，间隔薄。提示穿透的表现：单极感知突然降低、阈值突然升高、阻抗下降、（单极 <500Ω 需谨慎，监测阻抗趋势）、影像上导线位置突变、Ring（阳极环）作为阴极起搏图形与之前 Tip（头端）起搏类似。预防的措施有：术前心超看间隔厚度和质地，拧前影像定位，注意比较导线位置和起搏形态变化。导线在旋入过程中出现左室面早搏（右束支阻滞室性早搏）时提示已经接近左心室内膜下，需要缓慢旋转并监测阻抗，观察起搏图形。如果旋入的过程中心肌损伤电流明显，提示距离左心室内膜尚有一定距离。在易穿孔者的位置固定电极时也容易出现电极脱位，固定困难，需要重新定位或斜着拧入。加强术后随访，监测起搏参数等。也有一些患者术中未发生室间隔穿孔，在术后数周、数月发生间隔穿孔。预防与处理：不要过于追求大的左束支电位，电位越大，距离左心室内膜越近，越容易发生穿孔，包括急性和慢性穿孔；合适的导线张力及释放扭力，避免过高的

张力和扭力；可能在间隔偏后的位置旋入电极导线更安全；术中术后加强监测；如果已经发生穿孔，尽早重置以免血栓形成，发生卒中事件。

（4）间隔损伤：多发，少在同一区域内多次旋入、旋出电极导线，输送鞘管，顶紧间隔时造影，且造影时推注造影剂的力度过大，持续时间过长。表现为造影后室间隔内造影剂滞留，间隔面内膜完整性受损等。预防：避免同一部位反复旋入电极。避免鞘管嵌顿，推注造影剂轻柔，少量即可。

（5）螺旋电极头端缠绕瓣膜结构、腱索、内膜组织，电极导线损坏：多为操作粗暴所致。预防和处理：导线在鞘内操作，确定位置后螺旋略出鞘旋入。若旋转导线阻力较大或反复旋转起搏图形无变化，及时调整鞘管方向或换其他部位。若螺旋勾住腱索，耐心逆时针或顺时针回退，及时清理电极上嵌顿的组织。

（6）术后室性早搏，室性心动过速：手术前没有室性心律失常，术后新发，可能与电极导线旋入病变组织有关，比如旋入了缺血灶内，可能诱发室性心律失常。术中观察电极单极、双极电位，如果发现碎裂电位，慢传导电位等异常电位，建议更换位点再次旋入，以免术后诱发室性心律失常。

（7）术后QT间期延长、T波电交替：观察到个别患者术后出现QT间期延长，甚至出现尖端扭转性室性心动过速（Tdp），可能是电张调节性T波改变导致，左束支起搏后引起心肌除极顺序异常，并引起复极异常。引起以上改变的危险因素有：①原有CLBBB；②临时心脏起搏时间较长（类CLBBB）；③原起搏依赖；④基础心脏病。处理：①提高起搏频率；②加用β受体阻滞剂；③短期密切监护；④装有ICD的患者需注意T波过感知。预后良好，过程类似电张力调整性T改变。

（8）冠脉穿孔和游离壁穿孔：如果术中误将电极导线旋入游离壁过深，或者旋入流出道间隔，有可能造成游离壁穿孔和损伤冠状动脉间隔支。避免措施：右前斜位确定旋入点后在左前斜位透视下确定旋入方向指向脊柱侧（间隔侧），可以避免旋入游离壁。右前斜位确定旋入点时，不要偏向心室影的前1/3。

（9）输送鞘内血栓形成：手术时间长，患者凝血功能亢进时，可能在鞘管内形成血栓，严重时可以导致大面积肺栓塞。可以间断或者持续使用肝素盐水冲洗鞘管，防止血栓形成。

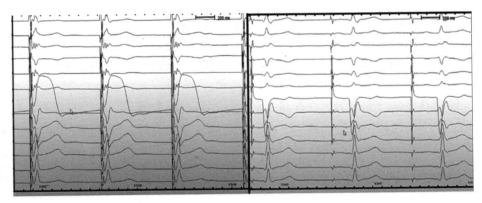

图 3-39

左图示 3830 电极导线旋入接近左心室内膜面时单极起搏显示损伤电流明显（ST 段抬高），V_1 导联呈右束支阻滞图形。右图示继续旋入后起搏失夺获，损伤电流消失，阻抗下降，透视见电极导线已经进入左心室。

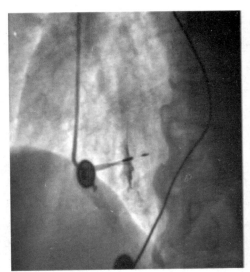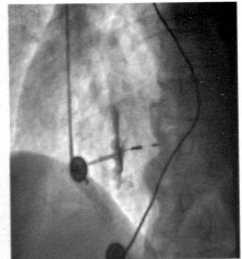

图 3-40

左图示造影下可见室间隔位置，3830 电极导线进入室间隔约 11mm，右图示继续旋入电极后阈值升高，阻抗下降，造影见电极导线头端距离室间隔右心室面约 20mm，头端已经进入左心室。

第七节　房室结消融及房室结改良技术

随着希浦系统起搏的广泛开展，对于一些慢性心房颤动合并心力衰竭，房颤快速心室率，药物难以控制或者不能耐受药物治疗的患者，当房颤导管消融的成功率低，复发可能性高的情况下，可以考虑希浦系统起搏联合房室结消融或者房室结改良术。房室结消融和永久起搏器植入（"消融和起搏器"策略）通常被认为是最后的治疗方法，主要是在心律控制和药物心率控制策略都失败或耐受性差的情况下，特别是合并心动过速心肌病的症状严重的房颤患者需要。此外，在需要心脏再同步化治疗的晚期心力衰竭患者中，尽管采用了节律控制方法，但房颤的负荷仍然很高，房室结消融可能会改善长期生存、NYHA分级和左心室收缩功能。为了获得心脏再同步化治疗的效益，其起搏比例在100%或接近100%。在房颤患者中很难达到这一水平，即使房颤期间的心室率通过药物治疗可以"很好地控制"，但心室率往往超过起搏器的下限。在这些患者中，房室结消融确保了双心室起搏比例较高，不与通过房室结传导的房颤脉冲融合，并减轻了R–R间期变异性引起的心输出量损害。房室结消融对于房颤时快速心室率触发不适当ICD电击的ICD植入患者也有价值。可用起搏器包括永久性房颤（VVI）、阵发性或复发性房颤（DDD）或左心室收缩功能不全患者的双心室起搏器。此外，直接HB起搏（起搏电极位于膜部间隔）或HIS旁起搏可使无远端传导疾病的患者通过利用自身希浦系统而进行生理性起搏，从而避免电不同步，并有可能预防起搏所致的心肌病和心力衰竭。

房室交界处消融成功率接近100%，房室传导功能较晚恢复罕见。然而，这一手术仍然要求抗凝，可能需要抗心律失常治疗来控制非永久性房颤，并要求患者终身起搏治疗。房室结消融的时机与起搏的关系是有争议的，主要是在阵发性房颤的背景下。在大多数电生理实验室，永久起搏器植入是在消融前进行的。长期随访起搏器的功能似乎不受射频消融的影响，但是，多达50%的患者在射频消融期间起搏器可能会产生短暂的不可预测的反应，包括抑制、切换到备用模式、过度感知、欠感知、夺获丢失、传出阻滞和机电干扰。这些反应支持在消融过程中使用外部临时起搏器。在阵发性房颤患者中，可以先植入双腔起搏器，并在药物强化治疗（即AVN阻断药物）1~3个月后重新评估房室结消融的必要性。

[消融靶点的选择]

该术式的消融靶点位于Koch三角区前上区的紧凑型AVN，而不是HB，这种方法选择性地消融AVN，而不是HB，这确保了房室交界处近端的消融，以保持潜在的自律性和避免完全的起搏器依赖性。有时，当AVN消融不成功时，可采用左右侧入路对HB进行射频消融。

[消融技术]

可以采取"点消融"，也可以采用"线性消融"。可以在窦性心律下消融，也可以在房颤心律下消融。一根4mm或8mm头端消融导管最初放置在AV交界处，以获得从电极的远端对记录到的双极His电位的最大振幅。然后回撤导管，同时在导管上使用持续的顺时针扭矩，保持间隔接触，直到His电位变小或几乎看不到为止（3-41）；或者在房颤患者中记录His电位，直到His电位在纤颤波下消失。消融导管远端有His和心房信号，近端双极无心室信号，可显著提高AVN消融成功率而不导致新发右束支传导阻滞。

另一种方法是在HB位置放置四极导管。然后在右前斜视图中将消融导管的头端回撤1~2cm，到HB导管头端的右侧（图3-42）。偶尔，在5%~15%的患者中，当右侧方法不可行或不成功时，可以采用左侧方法来消融希氏束。消融导管通过主动脉逆行进入左心室，使导管头端靠在主动脉瓣正下方的膜间隔上，并记录到大的HB电图和小的心房电图（图3-43）。通常心房电图是看不到的。较大的心房电图提示导管尖端接近主动脉瓣上方的LA，不应在此部位进行消融。左侧方法通常比右侧方法需要更少的射频消融次数。一些报告描述了在同时植入起搏器或除颤器时通过SVC对房室结进行导管消融的可行性。先植入右心室电极导线，然后消融房室交界处。在正在进行起搏升级的患者中，旧的RV电极导线将用于新的设备系统，房室结消融在植入其他[心房和（或）Cs]导线之前进行。一旦证实RV电极导线具有令人满意的起搏和感知功，以30次/分的起搏频率及VVI模式临时起搏器，在房室结消融期间和之后提供后备起搏。随后，通过锁骨下静脉将消融导管引入RV，并将导管头端向上打弯形成j型放置在HB区附近；然后回撤导管，使其位于三尖瓣环的上缘（图3-44A），或者导管可在右心房（6字形）中打成大祥，并且祥体部在RV中前进，以便导管的尖端指向RA并位于RA的间隔面。轻轻回撤导管可增加祥的大小，并使导管头端停留在HB位置（图3-44B）。从该位置开始，导管头端进行精细调整。使其进入Koch三角前上侧的紧凑型AVN区域（HB区域的近侧和下侧）。逆时针旋转导管是必要的，以充分接触RA间隔面。一旦成功消融房室结，消融导管就被撤出，心房电极（或双心室装置植入术患者的CS电极）通过与消融同一导入鞘植入。

射频输出功率为50W、目标温度为60℃~70℃，持续时间为30~120s。如果使用盐水灌注导管，建议功率选择35~40W放电120s。可以使用可控弯鞘或者固定弯鞘管加强支撑。房室传导阻滞可能会立即出现，也可能出现在几次消融放电之后。通常，在良好的消融部位，在射频消融过程中会产生加速的交界节律（图3-45）。

[消融终点]

消融终点是达到完全性房室传导阻滞。为避免完全依赖起搏器，消融中最好采用慢而稳定的交界处逸搏节律，实现房室结阻滞；然而，有时这很难实现，最终的结果是有分支型逸搏或无逸搏节律的希氏束消融，即房室结消融不能完成时，需要消融希氏束。

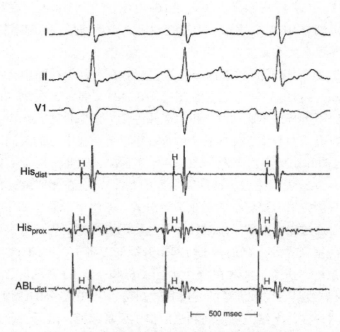

图 3-41　窦性心律时房室结消融的最佳消融部位

远端消融电极（ABLa）记录到一个小的 His 电位和一个大的心房电位，房室比大于 1），更为明显的 His 电位，如近端或远端 His 束导管双极记录所示，提示该部位消融不合适。Hisais：远端 His 束；Hiso：近端 His 束。

对部分右心房扩大或者心肌肥厚的患者，点状消融往往难以阻断房室结向希氏束的传导，此时可以考虑采用线性消融（图3-45），或者使用可控弯鞘管加强支撑、贴靠，使用冷盐水灌注消融导管会增加损伤深度。

[房室结消融的结果]

完全房室传导阻滞在93%~97%的患者中通过右侧消融成功。然而，实现完全房室结阻滞并不是很成功（80%~90%），房室交界处的消融在心房增大或肥大的患者中是很难实现的，在中到重度三尖瓣反流的患者中也是如此。总的来说，房室结消融成功后房室传导的复发率为4%~5%。

大多数接受房室结消融的患者术后均依赖于起搏器，因为缺乏快于40次/分的逸搏节律。房室结消融后，70%~100%的患者出现逸搏节律，消融后即刻无逸搏节律似乎是预测长期起搏器依赖性的唯一指标。虽然逸搏节律的出现并不排除起搏需要，但它可以在起搏器失败的情况下提供保证。

曾观察到房室结消融后早期出现恶性室性心律失常和心源性猝死，多形性室性心动过速最初与复极延长引起的电不稳定有关，然后由于心率和心室激动顺序的改变而引起复极的缓慢适应导致。已报道的大多数多形性VT，尖端扭转性VT和VF似乎与依赖于心搏暂停或心动过缓的机制一致。长期快速心室率的持续性房颤患者，房室结消融后第2天即可观察到起搏的QT间期的异常变化，当起搏的心率小于75次/分时，QT间期明显延长。这一发现可能解释房室结消融后发生的室性心律失常，也可能解释以相对较快的速度临时起搏的有益效果。另一方面，心动过缓可能不是唯一的因素。以60次/分起搏的患者在房室交界处消融后交感神经张力增强，导致动作电位时程和RV不应期的延长，而以90次/分起搏的患者交感神经张力降低。交感神经活动的增加和动作电位时程的延长可能促进早期后除极和触发活动，从而介导尖端扭转性心动过速和多形性室性心动过速。为了减少这些心律失常的风险，在房室交界消融后，建议以80次/分的频率进行常规起搏。有心律失常高危因素（如充血性心力衰竭或左心室功能受损）的患者可能需要更高的起搏频率（例如，在前1~3个月中以90次/分的频率起搏）以及至少48h的住院监测。调整起搏频率，虽然极少低于70次/分，但大多数患者通常一周后进行，且最好是在较低起搏频率复极异常的心电图评估后进行。

消融和起搏方法的另一个不良反应是右心室起搏引起的心室不同步，这可能导致左心室收缩功能的损害。在右心室间隔放置心室起搏电极、HB起搏和双心室起搏正在评估，目的是减少这一潜在问题的影响。近三年国际上，尤其是中国学者的研究证实，希浦系统起搏，可以预防或者纠正右心室起搏一起的心室部同步。

［房室结改良术］

AVN改良术可损伤AVN，降低房颤时的心室率，而不会产生完全的心脏传导阻滞。AVN慢径消融可延长快径的不应期，使其不能像慢径消融前那样快速传导。与房室交界处消融术相比，AVN改良术的优点是在不需要永久起搏器的情况下，可充分控制大多数患者的心室率。因此，在房颤伴快速室率、适合进行房室交界消融的患者中，首先尝试房室传导改良可能是合适的选择。由于发生意外的完全性房室传导阻滞的风险约为20%，目前该手术的使用应仅限于有足够明显症状的房颤患者，这些患者的明显症状足以采用房室交界消融和安装永久性起搏器的策略来解决。

[消融靶点]

沿冠状窦开口至希氏束记录部位的三尖瓣环的右侧后间隔区域可分为后、中、前三个区域。传统的房室交界消融技术是利用位于三尖瓣环前部和上端的位置来消融房室交界处。相反，采用改良房室传导的技术，靶点位于靠近冠状窦开口的三尖瓣环的下方和后方（即位于心房后间隔或中房间隔）（图 3-42）；与此形成对照的是，在 AVN 双径生理存在的情况下，选择消融房室结慢径，如同 AVNRT 消融一样。

[消融技术]

将两根四极电极导管插入股静脉，放置于希氏束和右心室。使用带有 4mm 头端的消融导管。在没有明显房室结双径路生理表现的患者中，在持续输注异丙肾上腺素（4μg/min）的情况下，房颤时释放射频能量，以便立即评估每次射频应用的效果。应用异丙肾上腺素后测得的房颤时的心室率可模拟临床房颤的最大心室率。如果存在窦性心律，则在射频能量传递之前通过快速心房起搏诱发 AF，消融导管最初定位于 RA 后间隔，位于或低于冠状窦口的水平，以记录至少 10s 的稳定电图，其最大 A/V 振幅比为 0.5 或更低。

射频能量 30W 时持续 20s，如果在 20s 内心室频率没有变化或没有加速交界节律，则在同一部位提高消融能量（每 20s 增加 5W，最高可达 40W）。每当 R-R 间期突然延长或出现加速连接节律时，消融立即停止（图 3-47）。如果心室率仍高于终点心室率（即大于 130 次/分），则向有效部位提供更高的能量输出，或改变消融部位，并沿三尖瓣环逐渐向上（更上、前）重新放置导管，直至达到终点。不应在心房间隔的上 1/3 处消融，因为在该部位可见希氏束电位。

如果射频消融心房后间隔和心房中间隔后不能达到终点心室率，则应决定是否尝试完全消融 AVN。在 AVN 双径路生理存在的情况下，在 NSR（窦性心律）下消融，以消除 AVN 慢径通路。消融技术与 AVNRT 消融方法相似。

[消融终点]

手术终点为异丙肾上腺素（4μg/min）静滴下室率达到消融前最大心室率的 70%~75%，或者平均心率为 120~130 次/分。

[短期结果]

AVN 改良术在不导致病理性房室传导阻滞的情况下，即刻控制心室率的成功率为 75%~92%。

[长期结果]

有报道，92%的阵发性房颤、药物不能控制心率的患者在没有任何抗心律失常药物或需要永久起搏器的情况下，心室率得到了足够的减慢，并且没有症状。房颤期间的平均静息、运动和最慢心室率通常在改良手术后2天至3个月内保持稳定。然而，在此期间，平均最大心室率有增加的趋势（高达25%），这可能反映了射频能量直接作用后房室传导的部分恢复。然而，随访3个月时，运动或异丙肾上腺素输注时的平均最大心室率仍比基线时下降约25%，这一下降程度足以导致症状的持续缓解。

[房室传导阻滞]

在20%~25%的患者中发生，这是由于消融不慎造成的完全性房室传导阻滞，需要植入永久起搏器。在射频消融期间出现一过性房室传导阻滞的患者中，大约三分之二的患者在手术后36~72h内发生持续性房室传导阻滞。这可能是由于AV传导系统的一过性热损伤导致炎症反应，导致永久性损伤的延迟发生。无论其机制如何，如果在试图改良房室传导术中发生一过性房室传导阻滞，则应住院持续监测3~4d，以观察房室传导阻滞的复发。

[房室结改良的局限性]

AVN改良方法有几个缺点，包括随后出现意外的完全房室阻滞，以及未能保持适当的长期速率控制。此外，AVN改良只适用于不合并其他心律不齐症状的患者。一个不规则的、有控制的节律可能比一个有规律的节律在血流动力学上的效率要低。因此，没有植入起搏器的AVN改良已经不再受欢迎，现在很少实施。

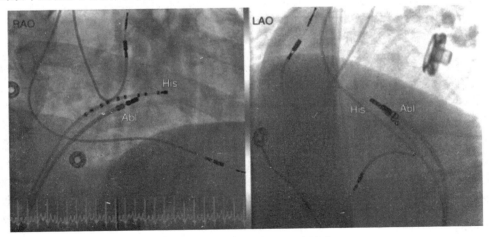

图3-42　右侧房室交界处消融术

透视[右前斜（RAO）和左前斜（LAO）]显示消融导管最佳部位（Abl）与Hi束（HB）导管位置的关系。远端消融电极位于近端HB电极的近端和下方

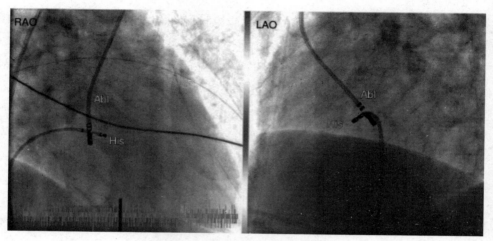

图3-43　左侧房室交界处消融术

透视[右前斜（RAO）和左前斜（LAO）]显示通过经主动脉途径引入的消融导管最佳部位与希氏束（HB）导管位置的关系。远端消融电极位于左心室流出道主动脉窦正下方，与右心室HB导管相对

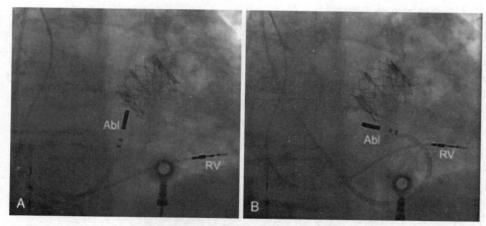

图3-44　经上腔静脉入路消融房室结

通过左腋静脉导入消融（Abl）导管的透视图（右前斜视）。先进行心室起搏导线的植入。经导管主动脉解人工瓣也可见。消融导管放置在His束区附近，通过尖端上方偏转形成J形，然后回撤导管，使其通过三尖瓣环（A）的上缘。或将导管在右心房（RA）内打成大袢，使其位于三尖瓣环（A）的上缘，从而使消融导管位于三尖瓣环（A）的上缘，然后将袢体推进到右心室（RV），使导管的尖端进入右心室（RV），指导管头端指向RA和贴靠在RA的间隔面（B）

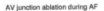

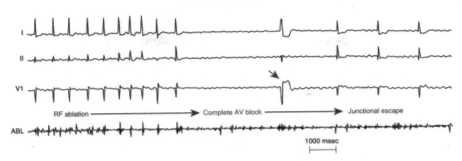

图 3-45

心房颤动（AF）时房室交界处消融（ABL），消融前植入心室起搏器，以30次/分的速度按VV1起搏模式进行起搏。射频（RF）消融导致完全性房室传导阻滞与逸搏性心室起搏（蓝色箭头），随后出现35次/分的交界性逸搏节律

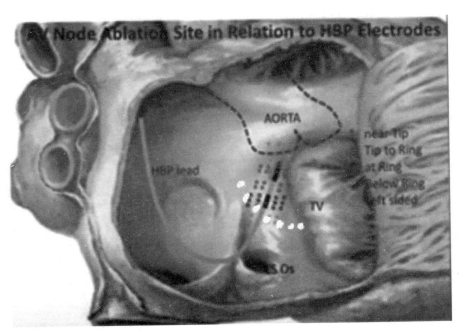

图 3-46

线性消融房室结：自冠状窦口前下方三尖瓣环自下而上弧线形消融，图中白色构成虚线。
（Europace（2017）19，iv10-iv16 doi：10.1093/europace/eux263）

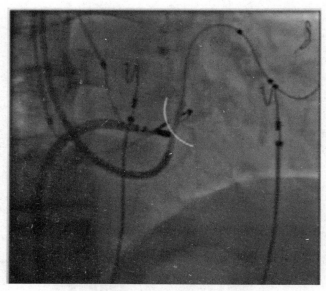

图3-46　使用可控弯鞘管辅助消融

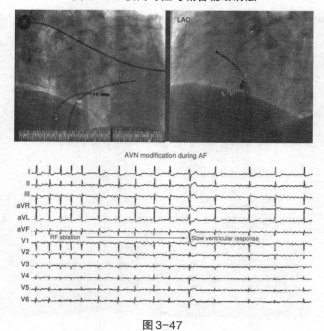

图3-47

　　心房颤动（AF）时房室结（AVN）改良。透视[右前斜位（RAO）和左前斜位（LAO）]显示消融导管在AVN改良的最佳位置与希氏束导管的关系。远端消融电极位于靠近冠状窦口的三尖瓣环附近的心房后隔部或心房中隔部。下图，房颤与快速心室反应是最初观察到的（左侧）。射频（RF）消融导致心室率减慢（右侧），但不是完全房室传导阻滞，表现为心律不齐

（杨宝平　杨莉）

第四章　希氏-浦肯野系统起搏临床病例解析

病例1：

患者男性，48岁，因头晕、黑蒙、乏力3月余，心电图检查提示：窦性心动过缓入院。24h动态心电图：总心波72000次/24h，最长R-R间期4s。入院后全面检查，确诊为：病态窦房结综合征，行双腔起搏器植入术，拟行希氏束起搏。

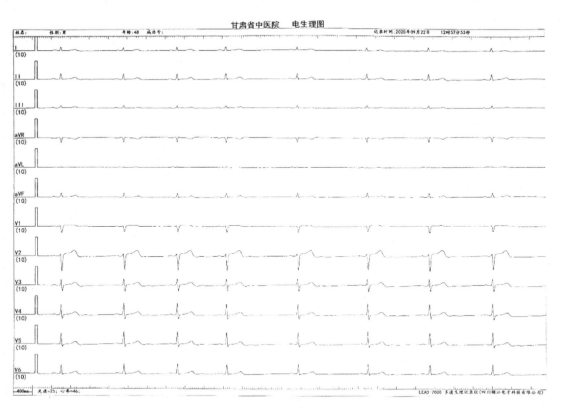

图4-1A　术前心电图：窦性心律

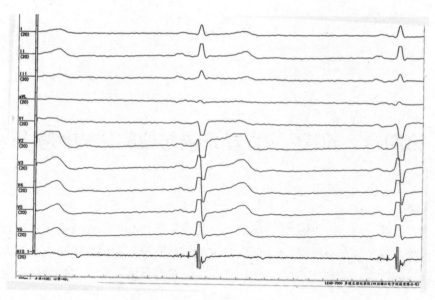

图 4-1B

术中在三尖瓣环偏心室侧标测希氏束电图：小 A 大 V 波、H 波清晰可见，H-V 间期 50ms。从 A、V 比例看，此点为希氏束中远段。在此处旋入 3830 电极。

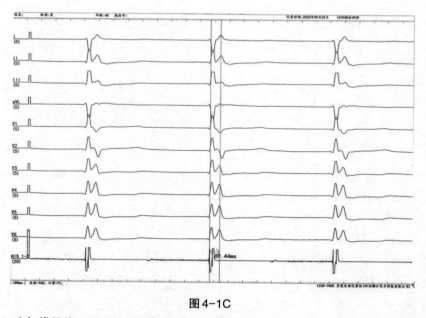

图 4-1C

旋入后起搏阈值 1.4V/0.5ms，希氏束-心室传导（His-ventricular conduction，HVC）大于 130 次/分，脉冲-左心室达峰时间（stimulus to left ventricular activation time，Sti-LVAT）：69.44mm，起搏阻抗 860Ω，R 波振幅 6.5mV，QRS 宽度 100ms。心房电极使用 3830，旋入低位右心房间隔部，阈值良好。

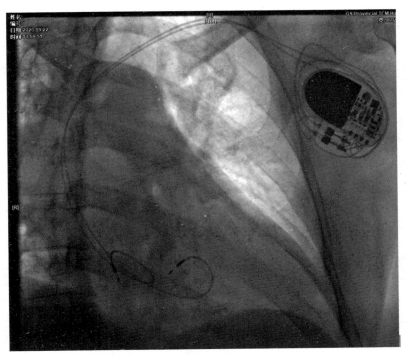

图 4-1D　术后 X 线右前斜位（RAO 30°）

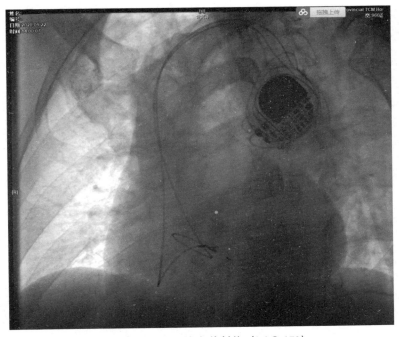

图 4-1E　术后 X 线左前斜位（LAO 45°）

心房主动电极、心室主动电极均指向间隔面（脊柱侧）

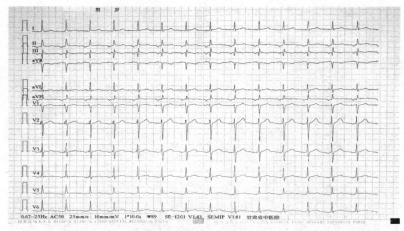

图4-1F

术后心电图（磁铁频率）：起搏夺获的P波在下壁导联倒置，起搏夺获的QRA波与窦性心律的QRS波完全一致，但是起搏钉与QRS波之间无等电位线

[病例解析]

该患者诊断为病态窦房结综合征，术中检测房室结传导功能正常（HVC大于130次/分），心室电极处于备份状态，可以选择RV起搏，也可以选择HIS起搏，或者左束支起搏，但是选择HIS起搏时最好将电极植入到HIS远端，此处起搏参数及长期稳定性要好于HIS近端。

病例2：

患者男，65岁，因"头晕、乏力2年余"，以心律失常收入。入院后全面检查诊断为病态窦房结综合征，行双腔起搏器治疗。在两根C315鞘引导下将2根3830电极导线植入到希氏束远段区域及低位右房间隔区域。

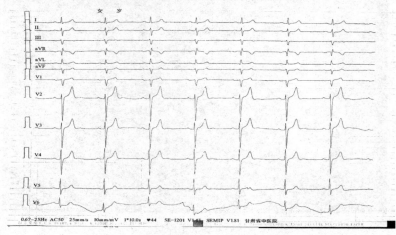

图4-2A 术前心电图：窦性心律

患者姓名:		HIS登记号:		卡号:		性别: 男
地址: 甘肃省永靖县刘家峡镇川东路92号1单元109室			年龄: 65 岁		生日:	
患者来自: 门诊				起搏器: 无		
申请科室: 心血管病一		申请医生:		报告医生:		审核医生:
门诊号:		住院号:		床位号:		
临床诊断:						
病史及治疗过程:						

心率		室性节律		心率变异性	
最慢心率-4 间期:	26 bpm at 5:10	室早总数:	1	SDNN-24 小时:	363
最快心率-4 间期:	86 bpm at 11:02	成对室早总数:	0	SDANN Index:	266
平均心率 - 24 小时:	46 bpm	室速总数:	0	SDNN Index:	176
小时计最慢平均心率:	34 bpm at 23:00	最长的室速:	无	rMSSD:	257
小时计最快平均心率:	73 bpm at 6:00	最快心率的室速:	无	pNN50:	40
分析心搏数:	65376	最慢心率的室速:	无	频域功率-24小时:	8985.5
分析的分钟:	1403	每一千心搏/每小时室早数:	0.02/0.04	最小频域功率小时:	831.9
动态心电图记录时间:	23小时,23分钟	室早百分比%:	0.00%	最大频域功率小时:	29401.1
		R on T:	无		

ST 段分析		房性节律		心动过缓	
总 ST 分钟 CH1:	0 (I)	房早总数:	1858	停搏大于2.00秒:	1235
总 ST 分钟 CH2:	0 (II)	成对房早总数:	0	最长的停搏:	2.99 sec at 18:55
总 ST 分钟 CH3:	0 (III)	房速总数:	0	最长R-R间期:	2.992秒(18:55:17)
最大 Delta ST 下降:	无	最长房速:	无		
最大 Delta ST 上升:	无	最快心率房速:	无	QT	
最长的 ST 段:	无	每一千心搏/每小时房早数:	28.42/79.63	最大QT:	无
ST 段的最快心率:	无	房早百分比%:	2.84%	最大QTc:	无
缺血总负荷	0.0@l	交界性心搏总数/交界速:	0/0	最大QTc间期:	无
		房颤/房扑百分比:	0	室性逸搏:	无

心电图特殊事件

结论

　　平均心率是46bpm,分析的心搏数为65376个。最慢心率是26bpm,发生于05:10。最快心率是86bpm,发生于11:02。大于2.00秒的停搏是1235个。室性早搏有1个,其中有1个单发室早,有1903个交界性逸搏。房性早搏有1858个,其中有1858个单发房早。最长RR间期是2.992秒,发生于18:55:17。24小时心率变异性参数SDNN为363。

　1.窦性心律,窦性心动过缓;
　2.窦性停搏,大于2.0秒的停搏共1235条最长达2.992秒发生于18:55:17;
　3.频发房性早搏;
　4.频发交界性逸搏;
　5.交界性逸搏心律;
　6.偶发室性早搏;
　7.HRV示: 24小时心率变异性参数SDNN为363。

图4-2B　术前24h动态心电图:窦性心律,平均心率46次/分

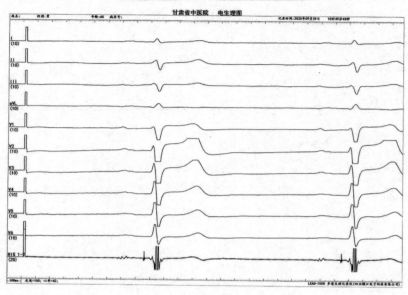

图 4-2C

3830电极标测的心腔内电图，显示清晰的希氏束电位，H-V间期50ms。局部电位图显示小A大V波，提示电极位于三尖瓣环心室侧，希氏束的远端

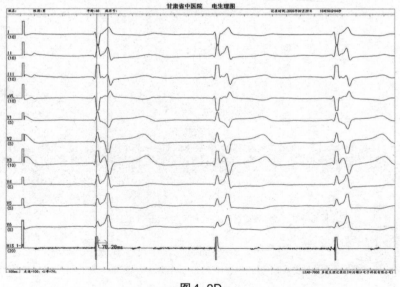

图 4-2D

3830电极旋入后起搏阈值1.6V/0.5ms，希氏束-心室传导（His-ventricular conduction，HVC）大于130次/分，脉冲-左心室达峰时间（stimulus to left ventricular activation time，Sti-LVAT）：78.28mm，起搏阻抗960Ω，R波振幅7.5mV，QRS宽度110ms。心房电极3830，旋入低位右心房间隔部，阈值良好

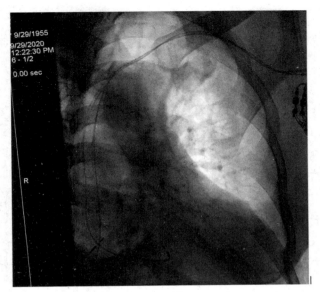

图4-2E

术后X线右前斜位（RAO 30°）心室电极固定处位于房室环后1/3处，心房电极位于右心房低位间隔

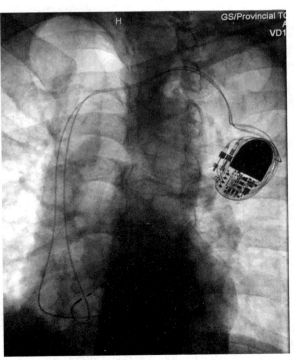

图4-2F

术后X线左前斜位（LAO 45°）：心房主动电极、心室主动电极均指向间隔面（脊柱侧）

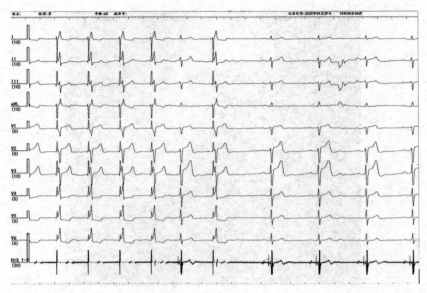

图4-2G

术中起搏产生的QRS波与自身窦性心律QRS波有轻微差异，QRS起始部有"假性预激波"，提示同时夺获了希氏束和其周围的心肌

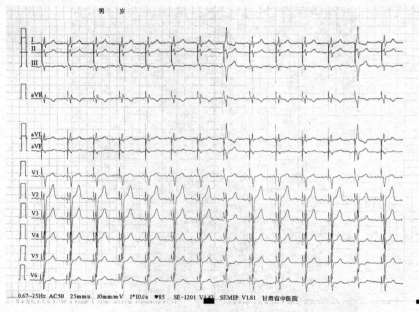

图4-2H

术后心电图（磁铁频率）：起搏夺获的P波在下壁导联倒置，起搏夺获的QRA波与窦性心律的QRS波完全一致，且起搏钉与QRS波之间有等电位线，S-QRS间期=H-V间期=50ms。图中自左向右第八个和第十三个起搏的QRS波比窦性心律的QRS略宽，起搏钉与QRS波之间有等电位线消失，QRS波起始部有"假性预激波"，提示交替性选择性与非选择性夺获希氏束

[病例解析]

该患者术后即刻心电图检查出现交替性选择性与非选择性夺获希氏束，提示术后早期随着心脏的收缩和舒张，3830电极与希氏束的相对位置可能有轻微的变化，或者夺获希氏束和夺获希氏束周围心肌的阈值不稳定，需要长期随访观察。

病例3：

患者男性，70岁，"扩张型心肌病"病史5年，药物治疗病情反复，入院前3d病情加重，气短不能平卧。心电图检查示：窦性心律，完全性左束支传导阻滞。UCG诊断：扩张型心肌病，慢性心力衰竭，心功能IV级，完全性左束支传导阻滞。给予静脉多巴胺、呋塞米等治疗后能够平卧，但是不能下床活动，给予双腔起搏治疗，心室电极计划植入HIS或者左束支。

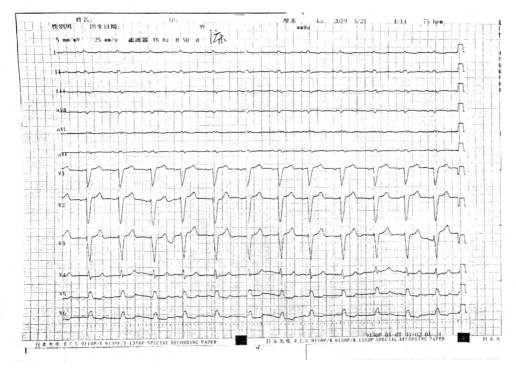

图4-3A

术前心电图（半电压：5mm/mV）：窦性心律，完全性左束支传导阻滞

甘肃省中医院超声诊断报告单

检查时间　2019-03-14

姓　名		性别　男	年龄　70岁	住院号	
临床科室	心血管病科		来源　住院	床号	01床
检查部位	彩超检查(心脏彩超)			仪器	PHILIPS EPIQ 7C
临床诊断	临床病史:间断胸闷、气短10月,加重3天				
	临床诊断:1:扩张型心肌病2:扩张型心肌病3:心力衰竭4:胸痹心痛病				

检查影像

检查参数:

LAD	42 mm	AAD	31 mm	AoR	30 mm	RVOT	31 mm
LA左右	53 mm	RA左右	42 mm	MPA	22 mm	RVDd	32 mm
IVSTd	8 mm	LVDd	65 mm	LVPWTd	8 mm	IVSTs	10 mm
LVDs	58 mm	LVPWTs	10 mm	IVSE	3 mm	LVPWE	4 mm
LVEDV	217 ml	LVESV	170 ml	LVEF	22 %	LVFS	10 %
LVSV	47 ml	CO	3.43 L/min	HR	73 bmp	MV-VE	103 cm/s
MV-VA	61 cm/s	MV-VE/VA	1.70	TV-VE	36 cm/s	TV-VA	56 cm/s
TV-VE/VA	0.60	AV-Vs	96 cm/s	PV-Vs	65 cm/s	MV环-Em	4 cm/s
MV环-Am	5 cm/s	MV环-S	5 cm/s	IVRT	92 ms	IVCT	60 ms

超声所见

　　2DE及M型特征: 全心增大, 左心显著。室间隔与左室后壁不厚, 房、室间隔连续未见中断。室壁运动普遍减低, 搏幅低平。主动脉根部回声增强, 搏幅减低, 重搏波消失, 肺动脉内径正常。
　　主动脉瓣增厚、回声增强, 开放尚可, 关闭不拢。二、三尖瓣开放尚可, 关闭不拢。
　　M型二尖瓣呈双峰, E峰大于A峰, E-E间期不等。
　　心包腔未见积液。
　　彩色及频谱多普勒特征: 二、三尖瓣心房侧见蓝杂色返流束, 长约6.7和4.8厘米, 面积约13.4和6.7平方厘米, TR返流速度308cm/s, 返流压差38mmHg, TR法估测肺动脉收缩压约53mmHg, 主动脉瓣左室侧见红黄色返流束, 未达MVA尖, 长约2.3厘米, 面积约2.7平方厘米。房、室水平未见异常分流。二、三尖瓣频谱为双峰, 且三尖瓣口A峰>E峰。
　　TDI: 二尖瓣环Am/Em >1, IVRT 延长。

超声提示

2、全心增大(左心显著), 主动脉硬化
3、主动脉瓣钙化伴轻度关闭不全; 二尖瓣重度关闭不全; 三尖瓣中度关闭不全
4、TR法估测肺动脉收缩压53mmHg
5、左室壁运动普遍减低; 左心功能不全(LVEF22%)
6、心律不齐

图4-3B

术前心脏彩超: 全心扩大, 左心室射血分数(LVEF)22%

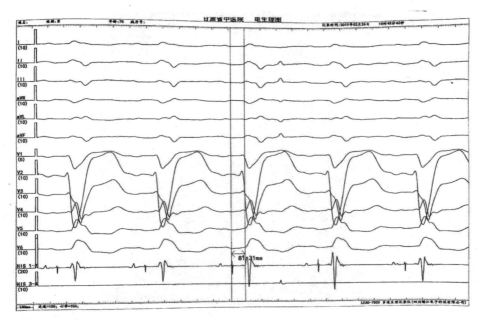

图4-3C

3830电极标测的心腔内电图（单极），显示清晰的希氏束电位，H-V间期81ms。局部电位图显示小A大V波，提示电极位于三尖瓣环心室侧，希氏束的远端

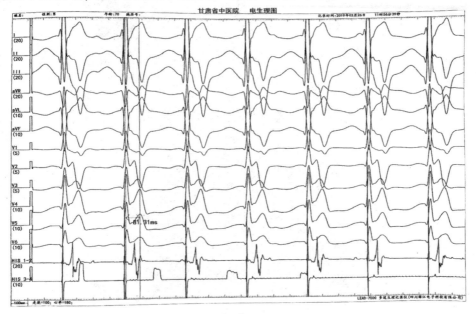

图4-3D

3830电极旋入后起搏阈值1.8V/0.5ms，（HVC）130次/分，Sti-LVAT81.31ms，且2.0V和5.0V起搏时达峰时间无变化。起搏阻抗1200Ω，R波振幅8V

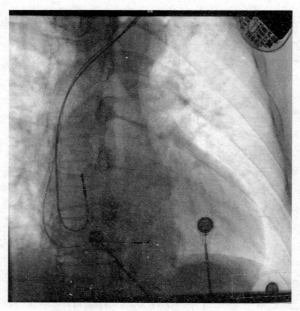

图 4-3E

术后 X 线右前斜位（RAO 30°）。心室电极固定处位于房室环后 1/3 处，心房电极位于右心耳（被动电极）

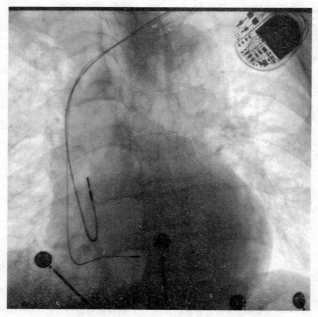

图 4-3F

术后 X 线左前斜位（LAO 45°）：心房被动电极位于右心耳、心室主动电极均指向间隔面（脊柱侧）

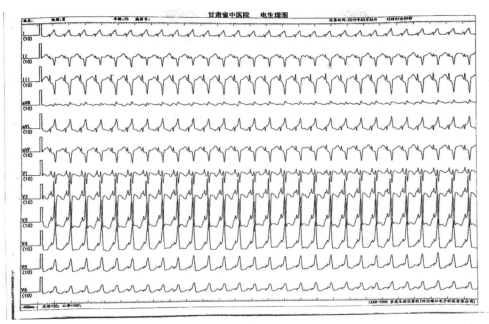

图 4-3G

术后心电图，窦性心律，VAT起搏模式，QRS宽度120ms，左束支阻滞消失，QRS波前有"假性预激波"，提示非选择性希氏束起搏，左束支阻滞被纠正

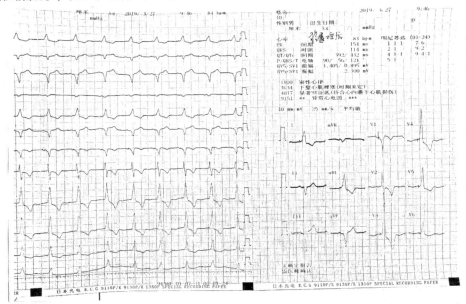

图 4-3H

术后次日美托洛尔加量后心率减慢，窦性心律，VAT起搏模式，起搏QRS宽度114ms，完全性左束支阻滞被纠正

甘肃省中医院超声诊断报告单

检查时间：2019-04-03

姓 名		性别 男	年龄 70岁	住院号	
临床科室	心血管病科		来源 住院	床号 21床	
检查部位	彩超检查（心脏彩超）			仪器 PHILIPS EPIQ 7C	

临床诊断 1:扩张型心肌病2:扩张型心肌病3:心力衰竭4:胸痹心痛病

检查影像

检查参数：

LAD	47 mm	AoR	37 mm	RVOT	31 mm	LA左右	53 mm
RA左右	50 mm	MPA	24 mm	RVDd	29 mm	IVSTd	8 mm
LVDd	71 mm	LVPWTd	8 mm	IVSTs	11 mm	LVDs	60 mm
LVPWTs	11 mm	IVSE	5 mm	LVPWE	9 mm	LVEDV	266 ml
LVESV	180 ml	LVEF	32 %	LVPS	16 %	LVSV	86 ml
CO	5.16 L/min	HR	60 bpm	MV-VE	57 cm/s	MV-VA	78 cm/s
MV-VE/VA	0.73	TV-VE	42 cm/s	TV-VA	60 cm/s	TV-VE/VA	0.70
AV-Vs	101 cm/s	PV-Vs	72 cm/s	MV环-Em	6 cm/s	MV环-Am	8 cm/s
MV环-S	5 cm/s	IVRT	101 ms	IVCT	63 ms		

超声所见

2DE及M型特征：全心增大，左心显著。右心腔内可见导线样强回声，随心动周期摆动；室间隔与左室后壁不厚，房、室间隔连续未见中断。室壁运动普遍减低，搏幅低平。主动脉内径增宽，主动脉根部回声增强，博幅减低，重搏波消失，肺动脉内径正常。

主动脉瓣活动启闭尚可，二、三尖瓣开放尚可，关闭不拢。

M型二尖瓣呈双峰，E峰大于A峰，E-E间期不等。

心包腔未见积液。

彩色及频谱多普勒特征：二、三尖瓣心房侧见蓝杂色返流束，长约6.5和4.0厘米，面积约13.9和5.4平方厘米，TR返流速度254cm/s，返流压26mmHg，TR法估测肺动脉收缩压约36mmHg，其余瓣口未见明显异常血流信号。房、室水平未见异常分流。二、三尖瓣频谱为双峰，且二、三尖瓣口A峰>E峰。

TDI：二尖瓣环Am/Em >1，IVRT 延长。

超声提示

1、起搏器植入术后
2、全心增大（左心显著），主动脉硬化；主动脉内径增宽
3、二尖瓣重度关闭不全；三尖瓣中度关闭不全
4、肺动脉高压（轻度）
5、左室壁运动普遍减低；左心能不全（LVEF32%）
6、心律不齐

记录者 诊断医师

注：超声提示仅供临床参考，医师签字有效。

图4-31

术后一周，复查心脏超声，左心室射血分数（LVEF）32%，较术前心电图增长10%

[病例解析]

该患者符合心脏再同步化治疗（CRT）手术 I_A 类适应证，且有 CRT-D 的适应证，但由于经济原因，选择了普通双腔起搏器，希氏束或者左束支区域起搏，由于在希氏束远期起搏，纠正了完全性左束支阻滞，且纠正阈值只有1.8V/0.5ms，故未再选择左束支区域起搏，术后当时患者就有症状改善的感觉，术后

一周可以下床散步，症状改善显著，术后一周UCG左室射血分数较20d前提高10%，临床效果显著，提示该患者的心衰与完全性左束支阻滞导致的左心室不同步有直接的关系，希氏束远端起搏纠正左束支后心功能改善显著。远期预后尚需要长期观察。

病例4：

患者男性，78岁。气短，头晕，乏力，双下肢浮肿6年余，加重一周伴夜间不能平卧。患者自述间断出现头晕、乏力，气短症状6年余，伴心慌、胸闷，间断双下肢浮肿。夜间平卧咳嗽。近一周以来上述症状加重，平躺时上述症状明显，坐位可见缓解，活动后加重，休息后可缓解。患者前往当地医院就诊。诊断：房颤，心衰。予以呋塞米，螺内酯，地高辛，酒石酸美托洛尔，沙库巴曲缬沙坦，华法林，阿司匹林，阿托伐他汀钙片，未见明显缓解，建议转入甘肃省中医院。既往史：既往高血压病史10余年，最高血压160/100mmhg，长期口服"倍他乐克"、"卡托普利"等药物。慢性支气管炎病史10余年。既往房颤病史6年余。长期口服华法林，地高辛，酒石酸美托洛尔等药物治疗。既往冠心病，陈旧性心肌梗死病史，6年前曾行"冠状动脉支架植入术"。长期口服阿司匹林，阿托伐他汀钙片。否认糖尿病、高脂血症、脑梗死、脑出血、慢性胃炎、慢性肾炎病史。否认其他病史。否认病毒性肝炎、结核病、伤寒、猩红热等传染病史。否认输血史。预防接种史不详。

诊断：①冠状动脉粥样硬化心脏病–陈旧性心肌梗死，心功能Ⅲ级（NYHA）。②高血压病3级，很高危。③心律失常，心房纤颤，完全性右束支阻滞。与家属沟通后决定行希浦系统起搏联合房室结消融手术。

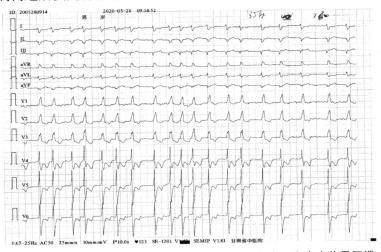

图4-4A　术前12导联心电图：心房颤动伴快心室率、右束支传导阻滞

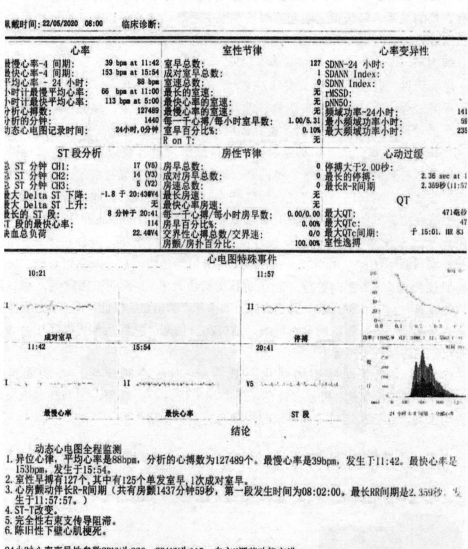

佩戴时间: 22/05/2020 08:00　　临床诊断:

心率		室性节律		心率变异性	
最慢心率-4 间期:	39 bpm at 11:42	室早总数:	127	SDNN-24 小时:	
最快心率-4 间期:	153 bpm at 15:54	成对室早总数:	1	SDANN Index:	
平均心率 - 24 小时:	88 bpm	室速总数:	0	SDNN Index:	
小时计最慢平均心率:	66 bpm at 11:00	最长的室速:	无	rMSSD:	
小时计最快平均心率:	113 bpm at 5:00	最快心率的室速:	无	pNN50:	
分析心搏数:	127489	最慢心率的室速:	无	频域功率-24小时:	141
分析的分钟:	1440	每一千心搏/每小时室早数:	1.00/5.31	最小频域功率小时:	59
动态心电图记录时间:	24小时, 0分钟	室早百分比%:	0.10%	最大频域功率小时:	235
		R on T:			
ST 段分析		房性节律		心动过缓	
总ST 分钟 CH1:	17 (V5)	房早总数:	0	停搏大于2.00秒:	2.36 sec at 1
总ST 分钟 CH2:	14 (V3)	成对房早总数:	0	最长的停搏:	2.359秒(11:57
总ST 分钟 CH3:	5 (V2)	房速总数:	0	最长R-R间期:	
最大 Delta ST 下降:	-1.8 于 20:43@V4	最长房速:	无	QT	
最长的 ST 段上升:		最快心率房速:	无		
最长的 ST 段:	8 分钟于 20:41	每一千心搏/每小时房早数:	0.00/0.00	最大QT:	471毫秒
ST 段的最快心率:	114	房早百分比%:	0.00%	最大QTc:	47
缺血总负荷	22.4@V4	交界性心搏总数/交界速:	0/0	最长QTc间期:	于 15:01, HR 83
		房颤/房扑百分比:	100.00%	室性逸搏	

心电图特殊事件

结论

动态心电图全程监测
1. 异位心律, 平均心率为88bpm, 分析的心搏数为127489个。最慢心率是39bpm, 发生于11:42。最快心率是153bpm, 发生于15:54。
2. 室性早搏有127个, 其中有125个单发室早, 1次成对室早。
3. 心房颤动伴长R-R间期(共有房颤1437分钟59秒, 第一段发生时间为08:02:00。最长RR间期是2.359秒。发生于11:57:57。)
4. ST-T改变。
5. 完全性右束支传导阻滞。
6. 陈旧性下壁心肌梗死。

24小时心率变异性参数SDNN为226, SDANN为115, 自主N调节功能亢进。

报告医生: 车文娟

图 4-4B

术前24h动态心电图: 全程心房颤动、平均心室率88次/分, 总心波数127489/24h

彩色多普勒超声影像检查诊断报告

标识号：   报告时间：2020-05-20 15:58

姓　名：   性　别：男   年　龄：78岁   检查号：272622
部　位：   床位号：/
临床诊断：体检   送检医生：

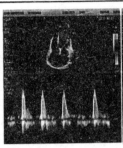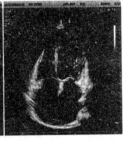

超声所见：
　　M型及2D测值及特征如下：
　　二尖瓣前叶单峰，前后叶镜向运动。室间隔及左室后壁镜向运动。
　　AOR=25mm   AscAO=34mm   LA=52mm
　　IVSd/IVSs=9/13mm   LVIDd/LVIDs=58/53mm   LVPWd/LVPWs=10/12mm
　　EF（Teich）=29%   FS=14%
　　RVIDd=54mm   RAIDd=42mm （心尖四腔切面）RVOT=29mm   MPA=25mm
　　MV： E峰0.6m/s   A峰0.8m/s
　　TV： E峰0.5m/s   A峰0.4m/s   TR=2.80m/s，PG=31mmHg
　　AV： 1.2m/s   PG=6mmHg
　　PV： 1.0m/s   PG=4mmHg

　　2-DE特征：
　　　全心增大。室间隔及左室壁厚度正常，收缩幅度减低。未见节段性室壁运动障碍（CK）。各
瓣膜形态、结构及功能未见异常。大动脉关系、内径正常。局部心包腔探及液性暗区。
　　Doppler（PW.CW.CDFI）
　　　SV：主动脉瓣少量返流；二、三尖瓣微量返流，估测肺动脉收缩压41mmHg。

　　腹主动脉上段内径约22mm，血流速度0.45m/s，内中膜增厚，前后壁见多发散在点状强回声
，另于腹主动脉下段内径增宽，内径约34mm，附壁见不均质低回声斑，最大约36x8mm。

超声诊断：
　　全心增大
　　二、三尖瓣少量返流，主动脉瓣钙化少量返流
　　肺动脉收缩压增高（轻度）
　　左室收缩功能减低，舒张功能减低
　　心包少量积液
　　腹主动脉硬化并粥样斑块形成
　　腹主动脉瘤并血栓形成

只作临床参考，不作诊断证明！   检查医师：   报告医师：

图4-4C　术前超声心动图：全心扩大，左心室射血分数（LVEF）29%

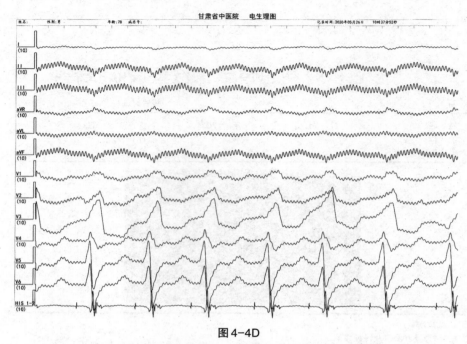

图4-4D

3830电极在三尖瓣环心室侧标测到了清晰的His电位，H-V间期60ms

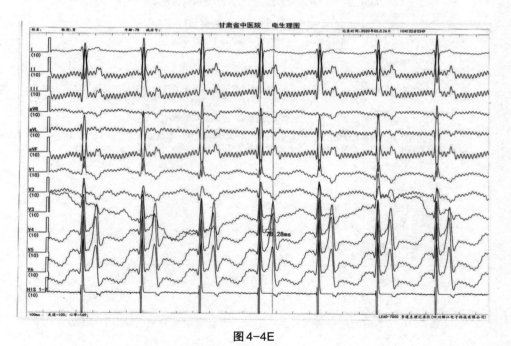

图4-4E

3830电极旋入后1.6V/0.5ms起搏，Sti-LVAT78.28ms

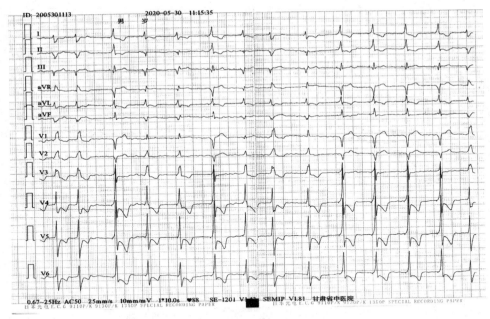

图4-4F

术后心电图，自左向右第一、第二跳为自身房颤QRS波，第三跳为非选择性希氏束起搏，并纠正了完全性右束支传导阻滞。第四、第五条非选择性希氏束起搏，部分纠正完全性右束支传导阻滞

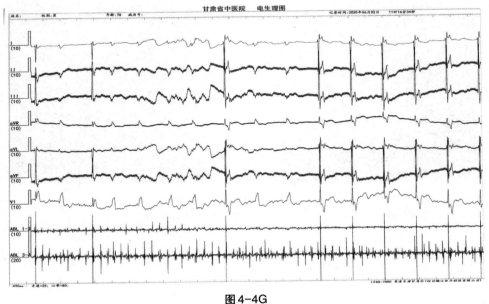

图4-4G

房室结消融中，放电过程中，房颤的心室率逐渐减慢，出现起搏心律

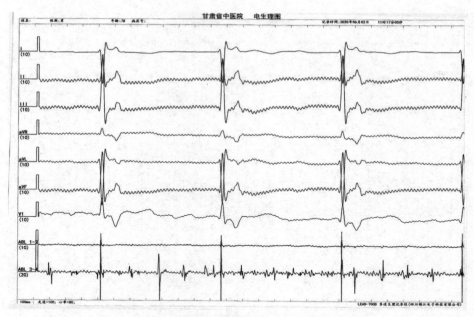

图4-4H 房室结消融导致完全性房室传导阻滞

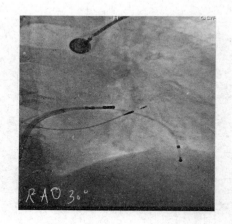
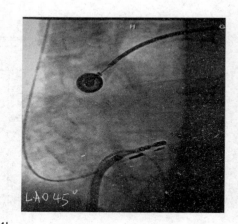

图4-4I

房室结消融中消融靶点X线图，消融导管头端距离希氏束远端电极大约12mm

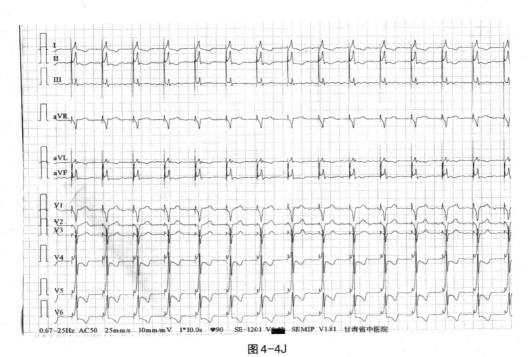

图 4-4J

消融后程控起搏频率90次/分，非选择性希氏束起搏，右束支传导阻滞被纠正，窄 QRS 波

甘肃省中医院超声诊断报告单

| | | | 检查时间 | 2020-06-03 |

| 姓　　名 | | 性别 男 | 年龄 78岁 | 住院号 | |

临床科室　心血管病一科　　　　　来源 住院　　　　床号　35床

检查部位　彩超检查(心脏彩超)　　　　　　　　仪器　PHILIPS EPIQ 7C

临床诊断　临床病史:

　　　　　临床诊断:

检查影像

检查参数:

LAD	50 mm	AAD	40 mm	AoR	36 mm	RVOT	28 mm
LA左右	57 mm	RA左右	42 mm	MPA	28 mm	RVDd	27 mm
IVSTd	8 mm	LVDd	64 mm	LVPWTd	8 mm	IVSTs	12 mm
LVDs	54 mm	LVPWTs	13 mm	IVSE	4 mm	LVPWE	6 mm
LVEDV	210 ml	LVESV	141 ml	LVEF	33 %	LVFS	16 %
LVSV	69 ml	CO	6.14 L/min	HR	89 bmp	MV-VE	79 cm/s
TV-VE	54 cm/s	AV-Vs	98 cm/s	PV-Vs	103 cm/s		

超声所见

　　2DE及M型特征:全心增大。右心腔近三尖瓣隔瓣室间隔处可见起搏器强回声,不随心动周期摆动。室间隔与左室后壁不厚,房、室间隔连续未见中断。室间隔、左室前壁、左室侧壁、心尖部室壁变薄,心内膜回声增强,室壁运动减低,余室壁运动欠协调,搏幅减低。升主动脉内径增宽,宽约40mm,主动脉根部回声增强,搏幅减低,重搏波消失,主肺动脉内径增宽,宽约28mm。

　　主动脉瓣增厚、回声增强,开放尚可,关闭不拢。二、三尖瓣开放尚可,关闭不拢,肺动脉瓣开放尚可,关闭不拢。

　　M型二尖瓣呈单峰,E-E间期不等。

　　心包腔见积液,右房顶深约11mm,左室侧壁深约8mm。

　　彩色及频谱多普勒特征:二、三尖瓣心房侧见蓝杂色返流束,长约3.1和4.8厘米,面积约2.9和5.6平方厘米,TR返流速度293cm/s,返流压34mmHg,TR法估测肺动脉收缩压约49mmHg,主动脉瓣左室侧见红黄色返流束,超过乳头肌水平未达心尖部,长约5.7厘米,面积6.6平方厘米,肺动脉瓣右室侧见红黄色返流束,长约5.3厘米,面积5.9平方厘米。房、室水平未见异常分流。二、三尖瓣频谱为单峰。

超声提示

1、PCI术后;右心腔起搏器植入术后

2、节段性室壁运动异常(陈旧性广泛前间壁心梗)

3、全心增大、升主动脉及主肺动脉内径增宽

4、主动脉瓣钙化伴中度关闭不全;二尖瓣轻度关闭不全;三尖瓣中度关闭不全;肺动脉瓣中度关闭不全

5、肺动脉高压(中度)

6、左室收缩功能减低(LVEF:33%);左、右室舒张功能减退

7、心律不齐

8、心包积液(少量)

　　　　　　　　　　　　　记录者　　　　　　　诊断医师

注:超声提示仅供临床参考,医师签字有效。

图4-4K

　　房室结消融后次日心脏超声检查,左心室射血分数(LVEF33%),较5月20日心脏超声检查相比,提升4%,患者症状改善显著

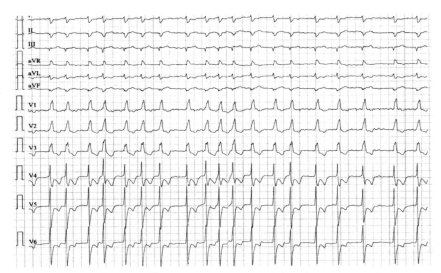

图4-4L　该患者术后8月，房室结传导功能恢复，房颤加速，症状加重

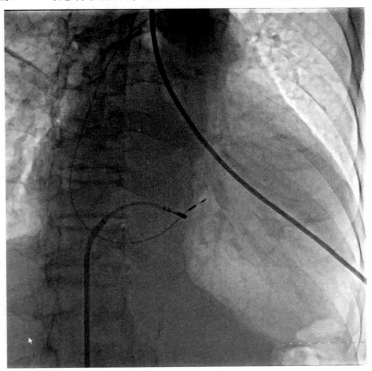

图4-4M

　　再次消融X线靶点图较首次消融位置偏低，在电极阳极环略下位置，并使用盐水灌注导管，功率35W，盐水17ml，放电6s即出现三度房室传导，巩固放电120s

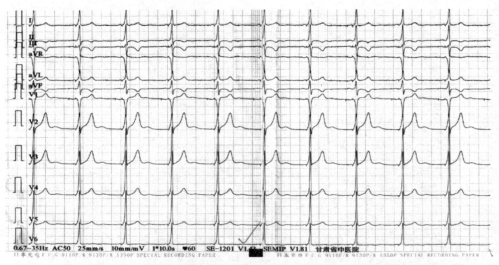

图4-4N　再次消融房室结后全部为起搏心律，患者症状缓解

[病例解析]

对于高龄，慢性房颤合并心衰，心房扩大显著，房颤病史长的患者，如果考虑房颤导管消融成功率不高，选择希浦系统起搏联合房室结消融是合理的。该例患者消融加起搏治疗后效果显著、不排外房颤介导的心动过速性心肌病。首次消融后半年余房室结传导功能恢复，与第一次消融范围小，未使用盐水灌注导管可能有关。房室结消融首选盐水灌注导管，点消融如果不能成功，可以采用线性消融。

病例5：

患者男性，74岁，心慌、气短、乏力5年，加重2周伴双下肢浮肿3d。高血压病史5年，慢性心力衰竭及慢性房颤病史5年。入院诊断：①慢性心力衰竭，心功能Ⅲ级（NYHA）。②高血压病3级，很高危。③心律失常，心房纤颤，完全性左束支阻滞。入院心电图及24h动态心电图检查提示心房颤动伴缓慢心室率。与家属沟通后决定行希浦系统起搏治疗。先尝试希氏束旁起搏，如果不能纠正左束支阻滞，则尝试左束支区域起搏。

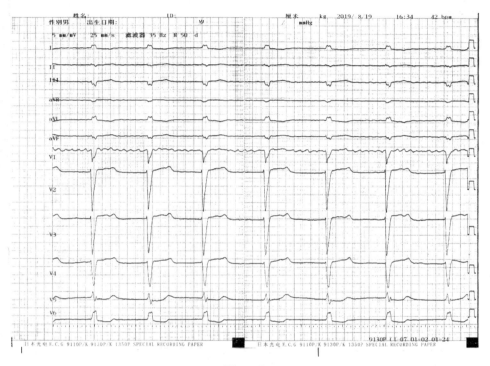

图 4-5A

入院时心电图（半电压）：心房颤动伴缓慢心室率，完全性左束支传导阻滞

							检查时间	2019-08-21

姓　　名　　　　　　　　性别　男　　　　　　年龄　74岁　　　　　住院号

临床科室　心血管病科　　　　　　　　　　　来源　住院　　　　　床　号　ccu-加1床

检查部位　彩超检查（心脏彩超）　　　　　　　　　　　　　　　　仪　器　PHILIPS EPIQ 7C

临床诊断

检查影像

检查参数：

LAD	58 mm	AoR	31 mm	RVOT	31 mm	LA左右	65 mm
RA左右	59 mm	MPA	28 mm	RVDd	24 mm	IVSTd	12 mm
LVDd	67 mm	LVPWTd	12 mm	IVSTs	12 mm	LVDs	48 mm
LVPWTs	12 mm	IVSE	9 mm	LVPWE	10 mm	LVEDV	233 ml
LVESV	109 ml	LVEF	53 %	LVFS	28 %	LVSV	124 ml
CO	5.17 L/min	HR	51 bmp	MV-VE	167 cm/s	AV-Vs	154 cm/s
PV-Vs	100 cm/s						

超声所见

　　2DE及M型特征：左心、右房增大，右室腔形态大小正常。室间隔与左室后壁不厚，房、室间隔连续未见中断。室壁运动协调，搏幅正常。主动脉根部回声增强，博幅减低，重搏波消失，肺动脉内径增宽，约28mm。

　　主动脉瓣增厚、回声增强，开放尚可，关闭不拢。二尖瓣前叶瓣（A2）部分瓣叶脱垂，开放尚可，关闭不拢，三尖瓣开放尚可，关闭不拢。

　　M型二尖瓣呈单峰，E-E间期不等。

　　心包腔未见积液。

　　彩色及频谱多普勒特征：二尖瓣后叶瓣见蓝杂色返流束、三尖瓣心房侧见蓝杂色返流束，长约9.2和8.4厘米，面积约21.4和19.6平方厘米，TR返流速度390cm/s，返流压61mmHg，TR法估测肺动脉收缩压约71mmHg，主动脉瓣左室侧见红黄色返流束，达心尖部，长约9.2厘米。房、室水平未见异常分流。二、三尖瓣频谱为单峰。

超声提示

1、左心、右房增大；主肺动脉内径增宽

2、二尖瓣前叶瓣脱垂伴重度关闭不全

3、主动脉瓣钙化伴重度关闭不全；三尖瓣重度关闭不全

4、肺动脉高压（重度）

5、左室舒张功能不全（Ⅱ级）

6、心律失常并心动过缓

　　　　　　　　　　　　　　　　　　　记录者　　　　　　诊断医师

注：超声提示仅供临床参考，医师签字有效。

图4-5B　术心脏超声检查

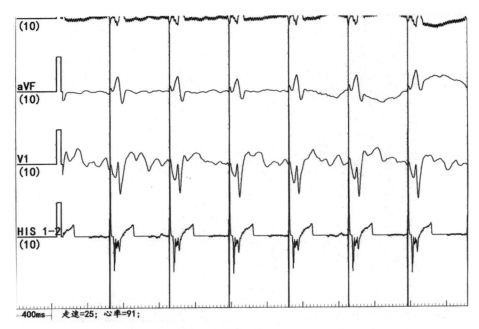

图 4-5C

术中心腔内电图。未能标测到 His 电位，但在希氏束区域起搏时 QRS 变窄，完全性左束支
传导阻滞被纠正

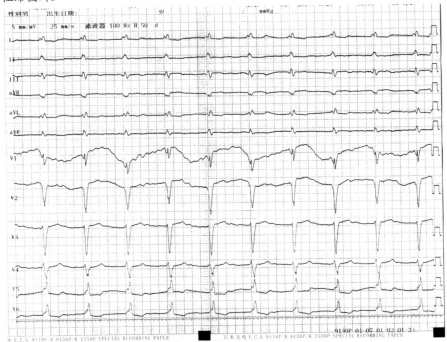

图4-5D　术后心电图，VVI起搏，完全性左束支传导阻滞被纠正

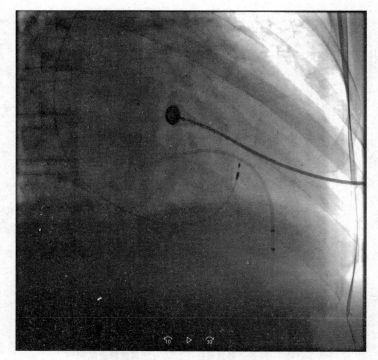

图 4-5E　术中 RAO 位透视电极位置

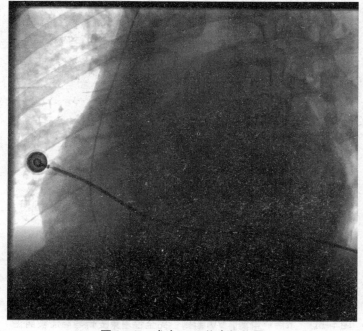

图 4-5F　术中 LAO 位电极位置

[病例解析]

该患者慢性心力衰竭合并慢性房颤，房颤的心室率缓慢，符合普通起搏器的适应证，但是由于合并完全性左束支传导阻滞，固有心脏再同步化治疗（CRT）手术适应证，且有CRT-D的适应证，但由于经济原因，选择了普通单腔起搏器，希氏束或者左束支区域起搏，由于在希氏束远期起搏，纠正了完全性左束支阻滞，且纠正阈值只有2.0V/0.5ms，故未再选择左束支区域起搏，术后当时患者就有症状改善的感觉，术后一周可以下床散步，症状改善显著，术后一周UCG左室射血分数较20d前提高10%，临床效果显著，提示该患者的心衰与完全性左束支阻滞导致的左心室不同步有直接的关系，希氏束远端起搏纠正左束支后心功能改善显著。远期预后尚需要长期观察。

病例6：

患者男性，72岁，主因突发胸闷、气短、心慌，不适一周，门诊查心电图提示：①高度房室传导阻滞；②完全性右束支阻滞；③右室肥大；④交界性逸博；⑤左前分支阻滞。有高血压、冠心病、下肢陈旧性静脉血栓病史。以"心律失常，高度房室传导阻滞"收住。入院心脏超声检查：肥厚非梗阻性心肌病。①心律失常高度房室传导阻滞，完全性右束支阻滞，左前分支阻滞；②高血压3级，极高危；③肥厚型心肌病，心功能IV级（NYHA）；④冠状动脉粥样硬化性心脏病，稳定性心绞痛；⑤右下肢静脉陈旧性血栓形成；⑥下腔静脉滤器置入。

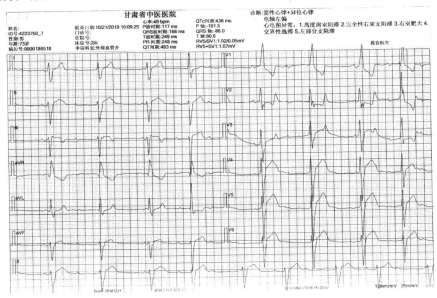

图4-6A

术前心电图：2:1房室传导阻滞，完全性右束支传导阻滞，左前分支传导阻滞

姓　　名		性别　男		年龄　73岁		住院号	
临床科室	心血管病科			来源　住院		床号	ccu-10床
检查部位	彩超检查(心脏彩超)					仪器	PHILIPS IE33
临床诊断							

检查影像

检查参数:

LAD	44 mm	AoR	27 mm	RVOT	28 mm	LA左右	45 mm
RA左右	47 mm	MPA	30 mm	RVDd	23 mm	IVSTd	25 mm
LVDd	46 mm	LVPWTd	13 mm	IVSTs	26 mm	LVDs	28 mm
LVPWTs	16 mm	IVSE	8 mm	LVPWE	10 mm	LVEDV	95 ml
LVESV	30 ml	LVEF	69 %	LVFS	38 %	LVSV	66 ml
CO	4.59 L/min	HR	70 bmp	MV-VE	43 cm/s	MV-VA	78 cm/s
MV-VE/VA	0.50	TV-VE	59 cm/s	TV-VA	47 cm/s	TV-VE/VA	1.20
AV-Vs	109 cm/s	PV-Vs	112 cm/s	MV环-Em	3 cm/s	MV环-Am	6 cm/s
MV环-S	8 cm/s	IVRT	83 ms	IVCT	52 ms		

超声所见:

2DE及M型特征:双房增大,左、右室腔形态大小正常。左室腔内探及一强回声带回声,从室间隔连于左室后壁。左室壁非对称性增厚,以室间隔、前壁、侧壁较显著,室间隔较厚处约25mm,房、室间隔连续未见中断。主动脉根部回声增强,博幅减低,重搏波消失,主肺动脉内径增宽。主动脉瓣增厚、回声增强,活动启闭正常。二、三尖瓣开放尚可,关闭不拢。

M型二尖瓣呈双峰,E峰大于A峰,E-E间期不等。

心包腔未见积液。

彩色及频谱多普勒特征:CW测得左室流出道静息状态下血流速度约149cm/s,压差约9mmHg,二、三尖瓣心房侧见少量蓝杂色返流束,余瓣口未见异常血流信号。房、室水平未见异常分流,二、三尖瓣频谱为双峰,且二尖瓣口A峰>E峰。

TDI:二尖瓣环Am/Em>1,IVRT延长。

超声提示:

1、左室壁非对称性增厚(肥厚性心肌病多考虑,静息状态下非梗阻)

2、左室假腱索,双房增大,主肺动脉内径增宽

3、二、三尖瓣轻度关闭不全

4、左室舒张功能异常(Ⅱ级)

5、心律不齐

图4-6B　心脏超声检查示:心肌肥厚

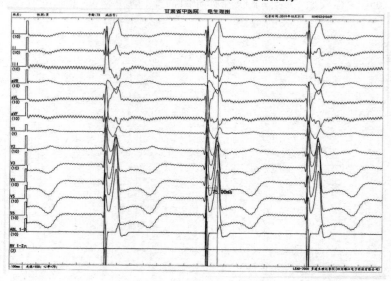

图4-6C

3830电极旋入左束支区域,非选择性夺获了左束支,Sti-LVAT 75ms,V$_1$导联呈rSR型,起搏信号与QRS波之间无等电位线

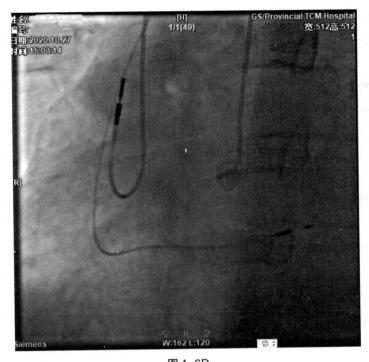

图4-6D

术中X线左前斜位，显示心室电极进入室间隔的位置较深

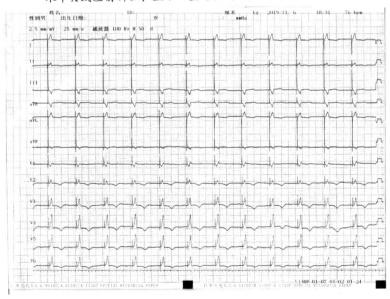

图4-6E

术后12导联心电图：VAT起搏模式，心室起搏夺获的QES波呈不典型右束支传导阻滞图形，窄QRS波，提示非选择性左束支起搏

[病例解析]

该患者心电图表现为房室传导阻滞，需要植入房室顺序双腔起搏器，心室起搏比例高，选择希浦系统起搏优于右心室心尖部起搏，可以预防起搏介导的心衰的发生，但是由于室间隔肥厚，所以选择左束支区域起搏时 3830 电极旋入的深度比没有间隔肥厚的患者要深。术中未记录到左束支电位，起搏的 QES 形态为不典型右束支传导阻滞，但是"达峰时间"小于 80ms，考虑是非选择性左束支起搏。

病例 7：

患者男性，66 岁，陈旧性前壁心肌梗死病史 20 年，曾行 PCI 治疗。2 年前因"心动过缓"行双腔起搏器治疗，近一月出现气短、乏力，住院行心脏超声检查示：左心室扩大，心尖部室壁瘤形成，左室收缩功能减退，LVEF34%。心电图：心房起搏下传心室 QRS 波增宽，QRS 宽度 134ms。透视下右心室电极位于间隔偏心尖部。拟升级起搏为希氏束-浦肯野起搏。

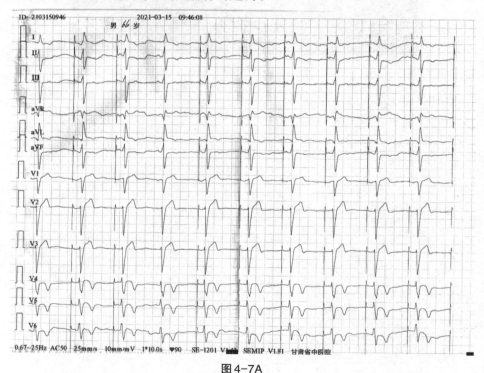

图 4-7A

心房起搏，下传心室，下传心室 QRS 波增宽，QRS 宽度 134ms，呈室内阻滞表现

甘肃省中医院超声诊断报告单

检查时间　2021-03-16

姓　名			性别　男	年龄　66岁		住院号	
临床科室	心血管病一科			来源　住院		床号	19床
检查部位	彩超检查（心脏彩超）					仪器	LOGIQ E9
临床诊断							

检查影像

检查参数：

LAD	37 mm	AAD	31 mm	AoR	32 mm	RVOT	29 mm
LA左右	37 mm	RA左右	35 mm	MPA	26 mm	RVDd	22 mm
IVSTd	8 mm	LVDd	69 mm	LVPWTd	6 mm	IVSTs	10 mm
LVDs	57 mm	LVPWTs	11 mm	IVSE	5 mm	LVPWE	7 mm
LVEDV	247 ml	LVESV	162 ml	LVEF	34 %	LVFS	17 %
LVSV	85 ml	CO	6.20 L/min	HR	73 bmp	MV-VE	55 cm/s
MV-VA	111 cm/s	MV-VE/VA	0.49	TV-VE	38 cm/s	TV-VA	45 cm/s
TV-VE/VA	0.84	AV-Vs	86 cm/s	PV-Vs	93 cm/s		

超声所见

　　2DE及M型特征：左室增大，右心、左房形态大小正常。右心腔内可见起搏器导线回声，位置固定，未见赘生物回声，随心动周期摆动。室间隔与左室后壁不厚，房、室间隔连续未见中断。室间隔及左室前壁基底段至心尖段内膜回声增强，心肌运动及增厚率减低，余左室壁搏幅减低，左室心尖圆钝，可见一范围约33x15mm的局限膨出，呈矛盾运动。主动脉内径正常，肺动脉内径正常。
　　主动脉瓣活动启闭正常。二尖瓣开放尚可，关闭不拢。三尖瓣活动启闭正常。
　　M型二尖瓣呈双峰，E-E间期相等。
　　心包腔未见积液。
　　彩色及频谱多普勒特征：二尖瓣心房侧见蓝杂色返流束，面积约1.6平方厘米，其余各瓣口未见异常血流信号。房、室水平未见异常分流。二、三尖瓣频谱为双峰，且二尖瓣口A峰＞E峰。

超声提示

1、节段性室壁运动异常并心尖室壁瘤形成
2、左室增大
3、右心腔内起搏器植入术后
4、二尖瓣关闭不全（轻度）
5、左心功能不全（2D法EF约34%）、右室舒张功能减低

记录者　　　　　　　　诊断医师

注：超声提示仅供临床参考，医师签字有效。

图4-7B

术前超声检查：左室扩大，心尖部室壁瘤形成，左室收缩功能不全（LVEF34%）

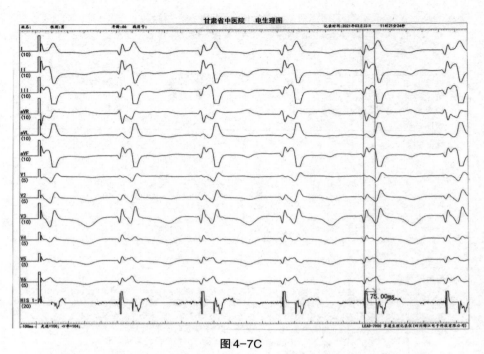

图 4-7C

3830 电极旋入左室间隔内膜下，单极起搏选择性夺获左束支，起搏阈值 1.2V/0.5ms，阻抗 700Ω，Sti-LVAT75ms

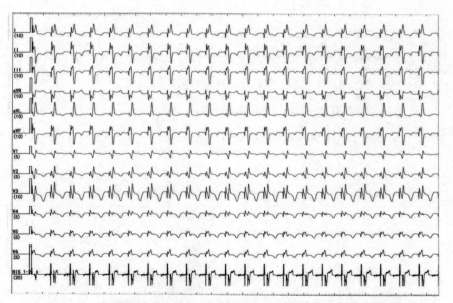

图 4-7D　走纸速度 25mm/s 时图 4-7C 的 12 导联及心腔内 HIS 单极电图

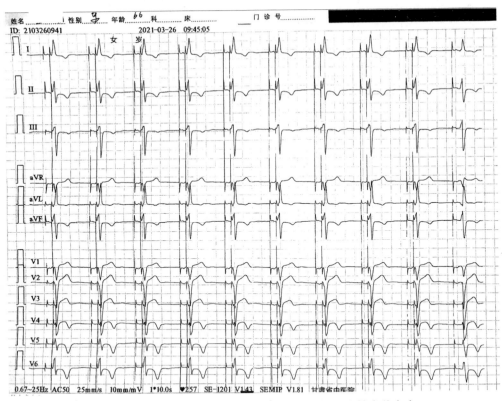

图4-7E　术后心电图，优化起搏参数后QRS宽度较术前变窄

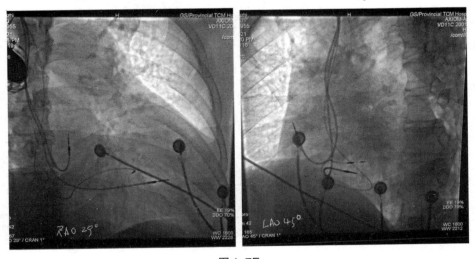

图4-7E

　　术中右前斜及左前斜X透视图，偏心尖部电极位首次植入的电极，本次3830电极植入左束支区域，进入室间隔的深度较首次植入位置要深。本例从右侧入路植入3830，操作C315鞘有其特殊性

[病例解析]

该患者前壁心肌梗死后出现室壁瘤，左心室收缩功能不全，心功能下降，2年前植入的双腔起搏器心室电极是主动电极，植入部位在右心室间隔面偏向心尖部，心房起搏下传时QRS变宽，存在室内传导阻滞，左心室同步功能欠佳，故将心室电极升级为左束支区域起搏，优化P-R间期后纠正了室内传导阻滞，当时左心室的电同步和机械同步得到了改善，术后患者的症状明显减轻。远期效果需要长期观察。

病例8：

患者男，71岁，回族。主因阵发性心悸，头晕、乏力1个月，以"阵发性室上性心动过速"收住。拟行射频消融治疗。患者一月前心悸发作时在当地医院心电图检查提示：阵发性室上性心动过速，转甘肃省中医院拟行射频消融治疗。术前24h动态心电图检查，患者有严重的窦性心动过缓，交接区逸搏心律。UCG，血液等化验，检查无异常。心内电生理检查：阵发性房性心动过速。与患者家属沟通后决定放弃射频消融手术，行起搏器植入术联合抗心律失常药物治疗。

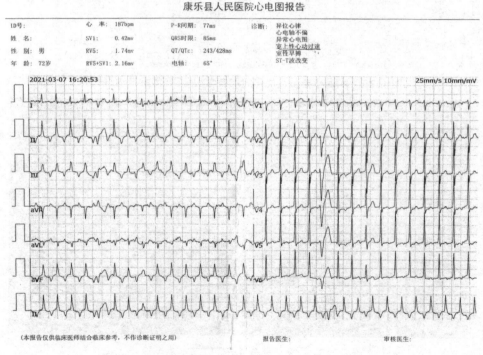

康乐县人民医院心电图报告

ID号：	心 率：	187bpm	P-R间期：	77ms	诊 断：	异位心律
姓 名：	SV1:	0.42mv	QRS时限：	85ms		心电轴不偏
性 别：男	RV5:	1.74mv	QT/QTc:	243/428ms		异常心电图
年 龄：72岁	RV5+SV1:	2.16mv	电轴：	65°		室上性心动过速
						室性早搏
						ST-T波改变

2021-03-07 16:20:53   25mm/s 10mm/mV

(本报告仅供临床医师结合临床参考，不作诊断证明之用)   报告医生：   审核医生：

图4-8A　术前心电图：阵发性室上性心动过速

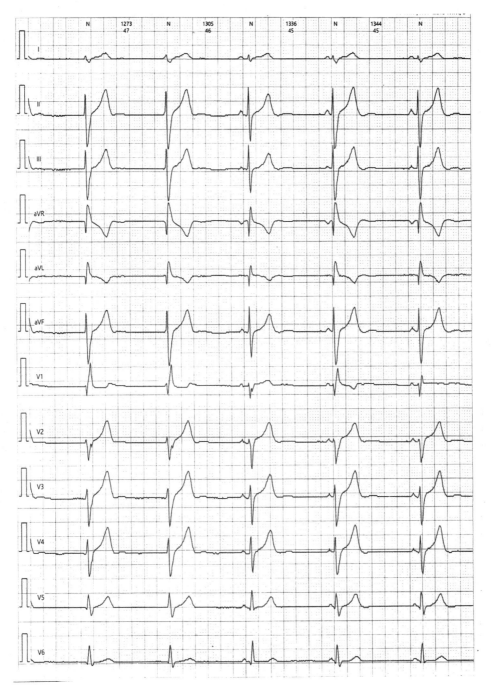

图4-8B 术前动态心电图片段：交接区逸搏心律

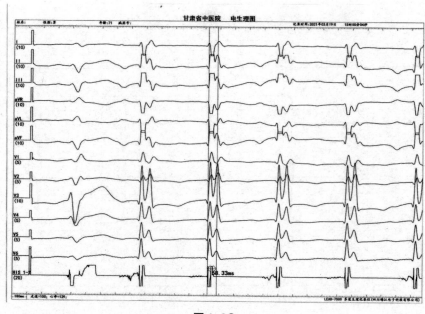

图 4-8C

术中 3830 电极旋入左束支区域，单级起搏选择性夺获了左束支，起搏阈值 1.0V/0.5ms，阻抗 670Ω，Sti-LVAT58.33ms

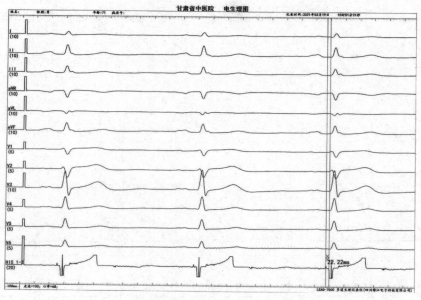

图 4-8D

停止起搏后采用双极记录 3830 电极局部电位，可见到清晰的左束支电位，左束支电位到体表心电图 QRS 间期 22.22ms

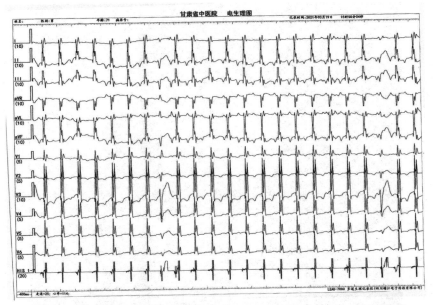

图4-8E 走纸速度25mm/s时图4-8C的12导联及心腔内HIS单极电图

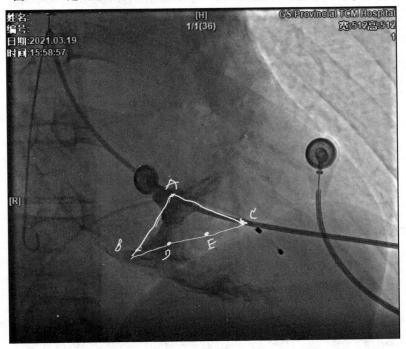

图4-8F

使用C315鞘对三尖瓣环区域进行造影，根据三尖瓣环的位置和临时电极的走向初步选择3830电极旋入位置，AB=三尖瓣环前后缘之间的距离，AC沿临时起搏电极走形，长度20 mm（临时电极远近间距10mm），E点为BC连线的前1/3

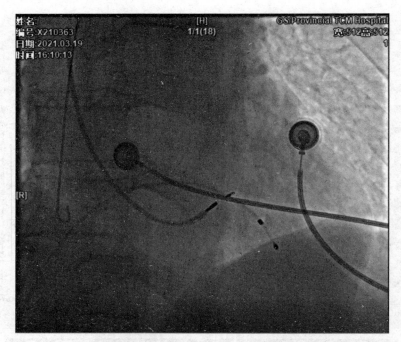

图4-8G X线右前斜位透视3830电极旋入初始位置在鞘管远端所在位置

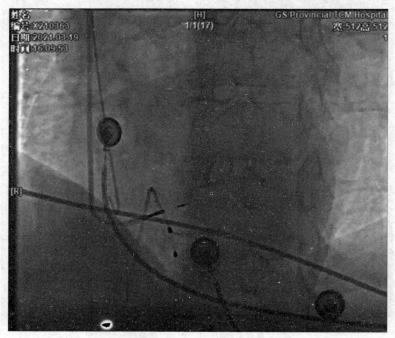

图4-8H

X线左前斜位透视下，根据临时起搏电极和3830电极的相对位置判断3830电极进入室间隔的深度大于10.8mm

[病例解析]

该患者为典型的"慢快综合征"病例，消融阵发性房速后仍然要行起搏治疗，家属从经济的角度出发，选择了起搏器植入联合抗心律失常药物治疗是合理的。本例患者采用三尖瓣环区域造影结合右心室临时起搏电极导线辅助定位电极旋入初始位置和旋入深度的方法，简单、可靠，可以缩短手术时间。

病例9：

患者女性，81岁，主因间断头晕10年，加重2周伴黑朦以"眩晕"收住脑病科。高血压病史10年。入院后心电图，动态心电图等检查诊断为：病态窦房结综合征，一度房室传导阻滞。转入甘肃省中医院。完善基础检查后拟行希浦系统起搏。

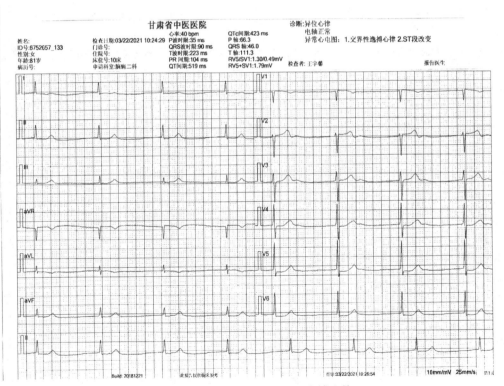

图4-9A 术前心电图：交界区逸搏心律

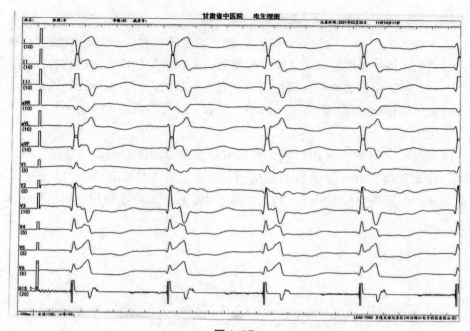

图4-9B

右心室间隔面旋入初始点起搏，V₁导联QRS呈现"W"，且振幅较低，为较理想的初始点

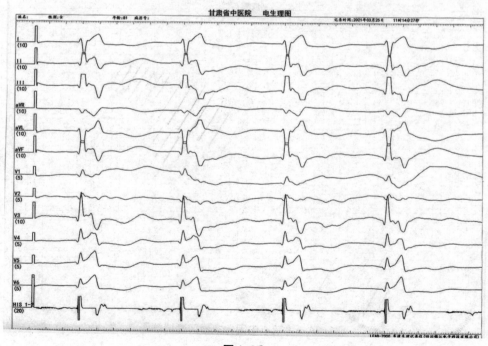

图4-9C

3830电极旋入数圈后起搏，V₁导联QRS "W" 变浅，振幅变小

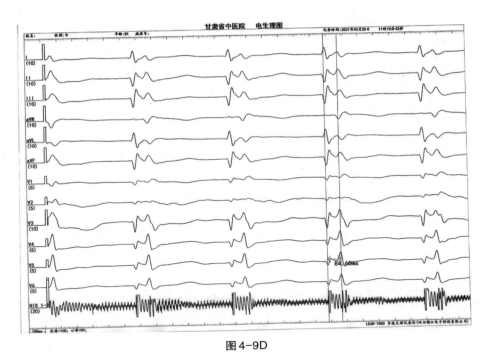

图4-9D

3830电极继续旋入数圈后起搏，V_1导联QRS右束支阻滞型，达峰时间84.60ms

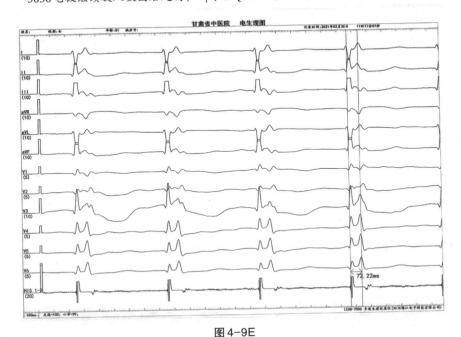

图4-9E

3830电极继续旋入数圈后起搏，达峰时间缩短至72.22ms，较前缩短10ms以上，夺获左束支的阈值1.2V/0.5ms，阻抗710Ω

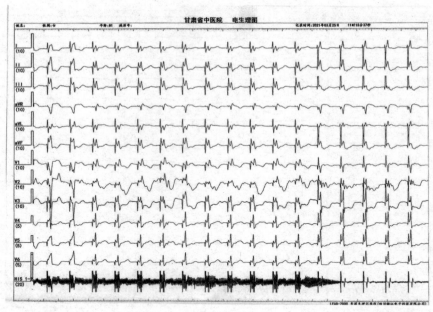

图 4-9F

术中心电图：自左向右前 2 跳夺获间隔部心肌，后 5 跳非选择性夺获希氏束，中间 10 跳夺获左束支。考虑出现此种情况的可能原因是 3830 电极导线旋入到了希氏束远端和左束支，右束支分叉的交叉位置。此时起搏电压 2.0V/0.5ms

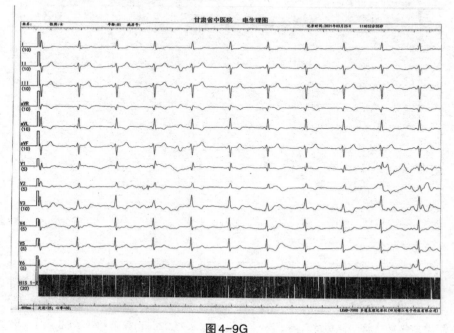

图 4-9G

连接脉冲发生器后，呈 VAT 起搏模式，选择性夺获右束支

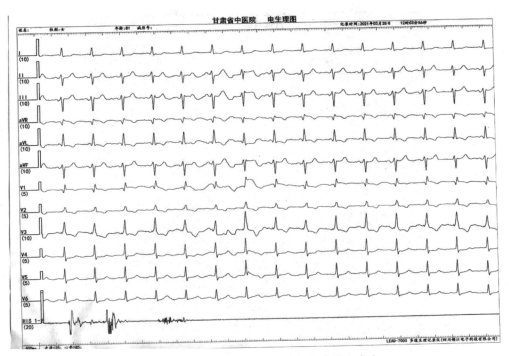

图4-9H 磁铁频率心电图：选择性夺获左束支

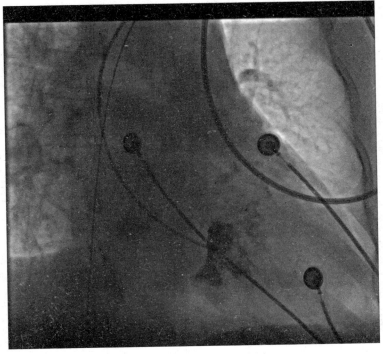

图4-9I 术中造影显示三尖瓣环

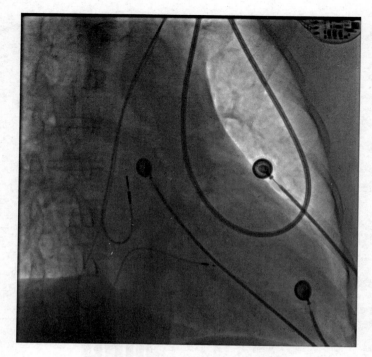

图4-9J　X线右前斜位显示的电极位置

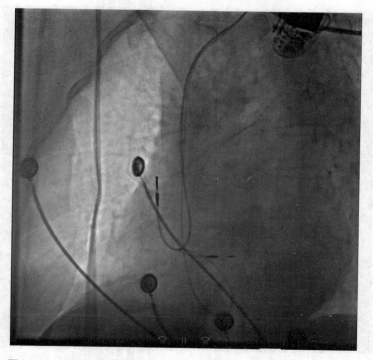

图4-9K　X线左前斜位显示的3830电极位置，指向"3点钟"位置

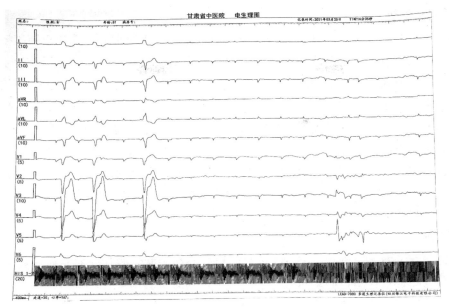

图 4-9L

3830在旋入过程中出现了持续的完全性房室传导阻滞，且没有逸搏心律出现，患者出现晕厥，紧急连接临时起搏器成功起搏

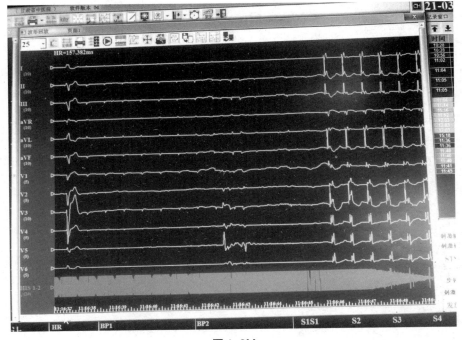

图 4-9M

图4-9K的全屏截图：心脏停搏持续9s，患者未出现阿斯综合征

[病例解析]

该患者为老年女性，病态窦房结综合征合并房室传导阻滞，选择双腔起搏是合理的，起搏后心室起搏比例高，虽然术前没有心衰竭表现，但是选择希浦系统起搏也是合理的。在往左束支区域旋入3830电极导线的过程中，可能是导致了急性的希氏束损伤，出现了完全性房室传导阻滞，且持续未出现逸搏心律，导致晕厥，及时发现后连接起搏导线缓解了险情，然后紧急经过右侧股静脉入路植入了临时起搏电极，在临时起搏器的保护下完成了左束支起搏。本例患者提示，在将3830电极旋入希氏束区域的时候，可能会出现希氏束的急性损伤而导致完全性房室传导阻滞，有一定的危险，建议对所有拟行希浦系统起搏的患者，预防性植入临时起搏电极是有必要的。

病例10：

患者女，73岁，头晕、乏力3个月，以"心律失常"收住。有高血压病史30年。心电图检查：窦性心动过缓；动态心电图检查：显著窦性心动过缓。其他基础检查无显著异常，拟行希氏束起搏。

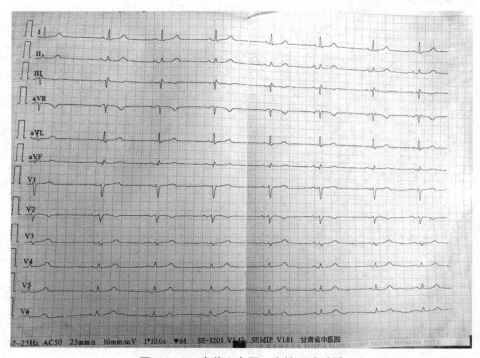

图4-10A　术前心电图：窦性心动过缓

患者姓名：		年龄: 73 岁		性别: 女		起搏器: 无	
申请科室：		申请医生：		住院号：		床位号：	
佩戴时间: 12/06/2020 09:12		临床诊断：					

心率		室性节律		心率变异性	
最慢心率-4 间期：	29 bpm at 13:47	室早总数：	0	SDNN-24 小时：	
最快心率-4 间期：	86 bpm at 13:44	成对室早总数：	0	SDANN Index：	
平均心率 - 24 小时：	79 bpm	室速总数：	0	SDNN Index：	
小时计最慢平均心率：	1 bpm at 9:00	最长的室速：	无	rMSSD：	
小时计最快平均心率：	219 bpm at 5:00	最快心率的室速：	无	pNN50：	
分析心搏数：	24848	最慢心率的室速：	无	频域功率-24小时：	144
分析的分钟：	314	每一千心搏/每小时室早数：	0.00/0.00	最小频域功率小时：	50
动态心电图记录时间：	24小时,0分钟	室早百分比%：	0.00%	最大频域功率小时：	518
		R on T：	无		

ST 段分析		房性节律		心动过缓	
总 ST 分钟 CH1：	0 (I)	房早总数：	457	停搏大于2.50秒：	
总 ST 分钟 CH2：	0 (II)	成对房早总数：	26	最长的停搏：	4.50 sec at 1
总 ST 分钟 CH3：	0 (III)	房速总数：	3(总计心搏 17)	最长R-R间期：	4.500秒(12:1:
最大 Delta ST 下降：	无	最长房速：	7心搏147 bpm (11:32:24)	QT	
最大 Delta ST 上升：	无	最快心率房速：	7心搏147 bpm (11:32:24)		
最长的 ST 段：	无	每一千心搏/每小时房早数：	18.39/43.80	最大QT：	
ST 段的最快心率：	无	房早百分比%：	1.84%	最大QTc：	
缺血总负荷	0.0@I	交界性心搏总数/交界速：	0/0	最大QTc间期：	
		房颤/房扑百分比：	0.48%	室性逸搏	

心电图特殊事件

结论

（手写）基础心率窦性心律。 总QRS 24848次/10小时。

窦性停搏。

（手写）偶发房性早搏，（不清）成对 （不清）短阵速

报告医生：

图 4-10B

动态心电图：显著窦性心动过缓，窦性停搏，最长 R-R 间期 4.5s

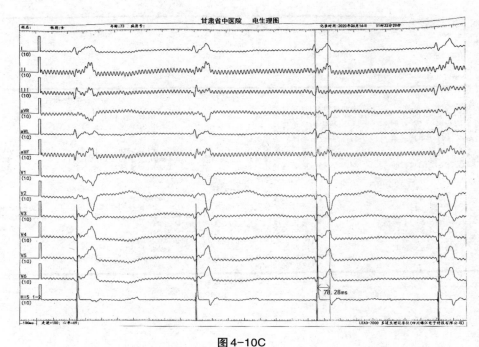

图 4-10C

希氏束旁起搏，窄 QRS 波，达峰时间 78ms

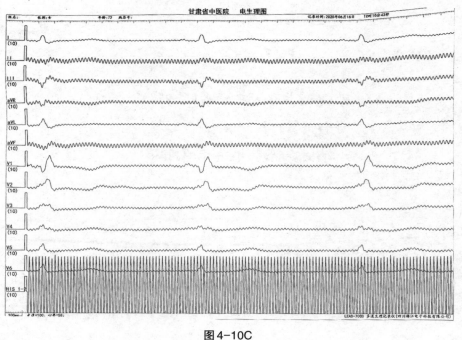

图 4-10C

术中鞘管和电极损伤右束支，造成完全性右束支传导阻滞

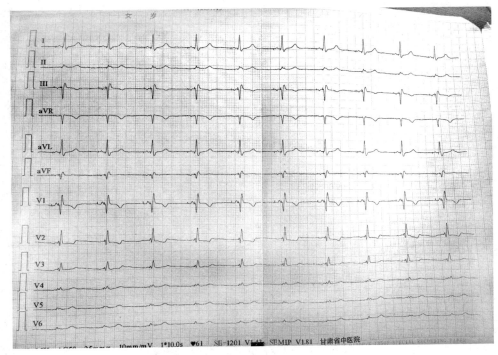

图4-10D
术后心电图：DDD起搏，完全性右束支传导阻滞

[病例解析]

希浦系统起搏时，在右心室流入道前间隔区域操作鞘管和3830电极时，容易造成一过性或者永久性右束支传导阻滞。右束支走形表浅，相比左束支纤细，极易损伤。故在右心室前间隔区域操作鞘管时动作要轻柔，幅度要小。标测时3830电极露出鞘管要少，防止直接损伤右束支，损失后不要误以为夺获了左束支。

病例11：

患者女性，52岁，主要"间断晕厥5年，7h前晕厥1次"急诊以"晕厥"收住。入院后全面检查后诊断为"病态窦房结综合征"，行HIS起搏。

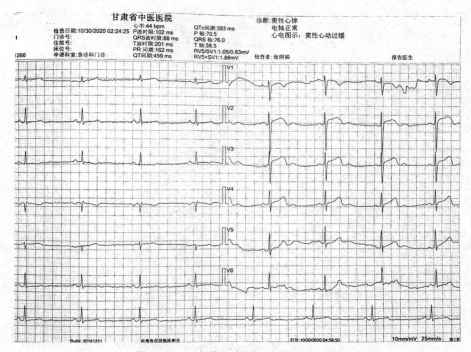

图 4-11A　术前心电图：窦性心动过缓

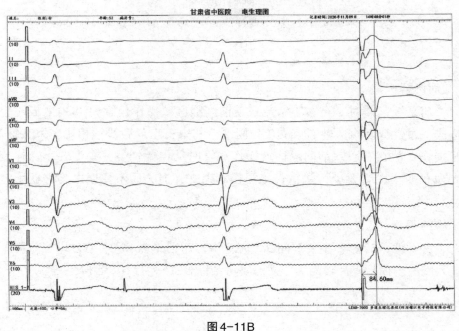

图 4-11B

3830 标测的腔内电图：有 HIS 波，V 波，无 A，说明标测位置在三尖瓣环心室侧，希氏束远端，H-V 间期 55ms

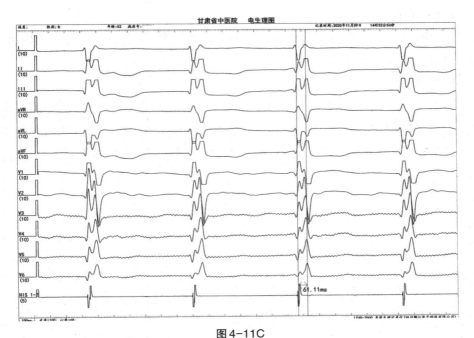

图 4-11C

旋入3830后起搏阈值1.6V，阻抗1200Ω，达峰时间61ms

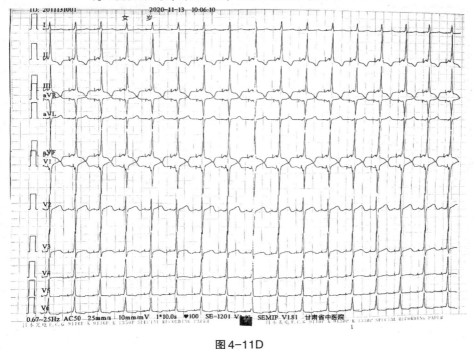

图 4-11D

术后心电图：磁铁频率，心室起搏提示非选择性HIS起搏

[病例解析]

行 HIS 起搏时，标记到清晰的 His 电位非常重要，但是需要尽量在 HIS 远端固定电极，这样起搏阈值较 HIS 近段要好。

病例 12：

患者女性，67 岁。主因"心悸，气短 1 个月，加重 1 周"，以"心律失常"收住。有"风湿性心脏病"病史 10 年。7 年前在甘肃省中医院行二尖瓣置换术。入院诊断："心房颤动合并三度房室传导阻滞"，行"左束支区域起搏"。

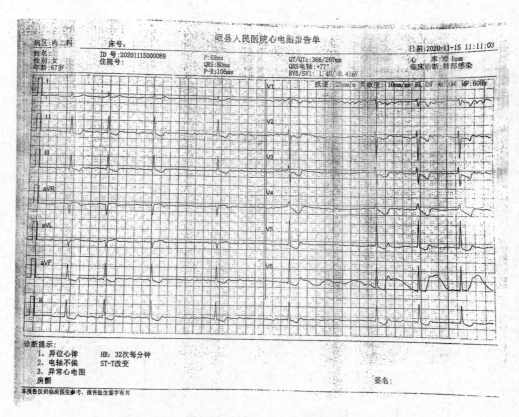

图 4-12A　术前心电图：房颤伴长 R-R 间期

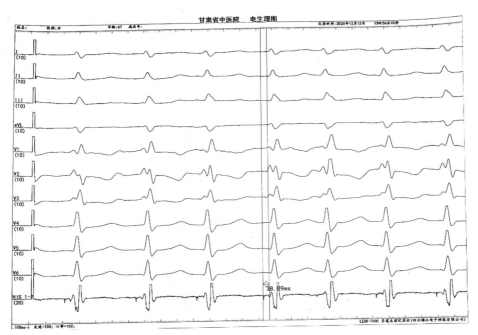

图 4-12B　标测到 His 电位，H-V 间期正常

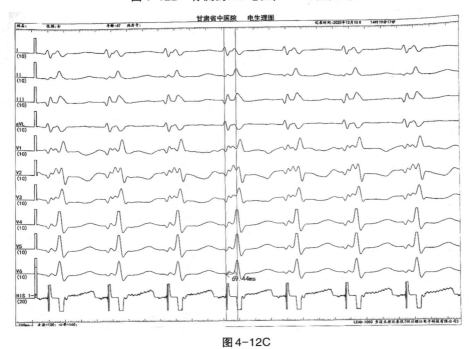

图 4-12C

旋入 3830 电极后起搏夺获了左束支，V₁ 导联呈现典型的完全性右束支阻滞，达峰时间 69.44ms

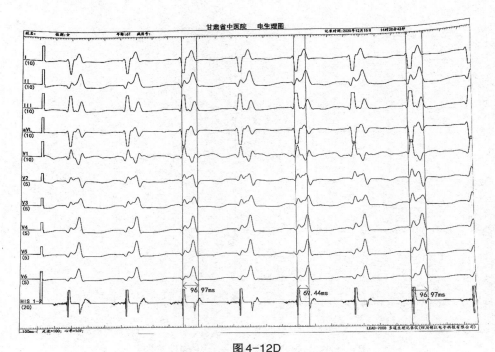

图 4-12D

图中第 7 跳夺获了 HIS，其余夺获左束支，两者起搏信号到 QRS 终末的时间相等

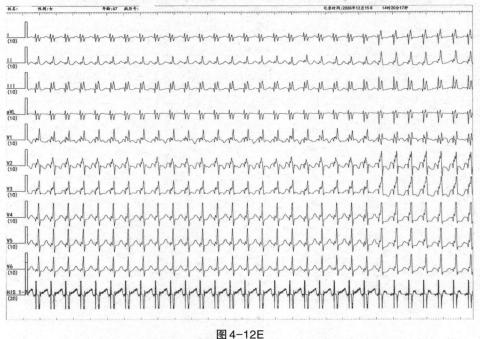

图 4-12E

夺获左束支，典型完全性右束支传导阻滞（25mm/s 走速）

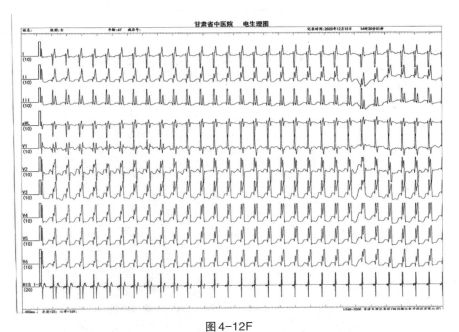

图 4-12F

间断夺获左束支和夺获希氏束，两个阈值。170次/分起搏1:1下传（25mm/s走速）

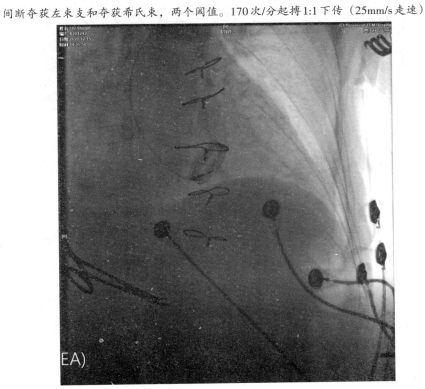

图 4-12G　右前斜位X线图

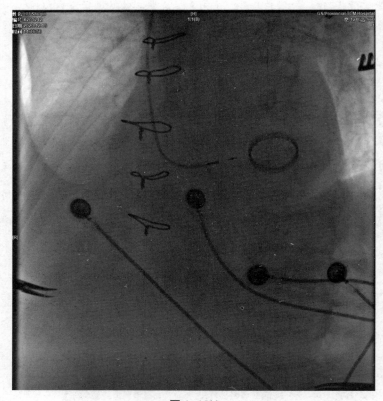

图4-12H

左前斜位X线图，通过鞘管注射少量造影剂，可见阳极环刚进入心肌，总的进入深度达13mm

[病例解析]

器质性心脏病，慢性房颤出现长R-R间期，需要起搏时选择希浦系统起搏有利于保护心功能。

病例13：

患者女，77岁，间断胸闷、心慌6年，加重7h入院。诊断：阵发性房颤伴高度房室传导阻滞。

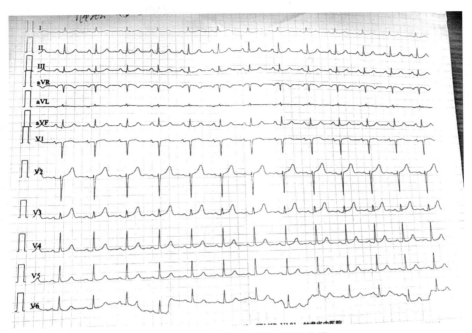

图4-13A　术前心电图：窦性心律

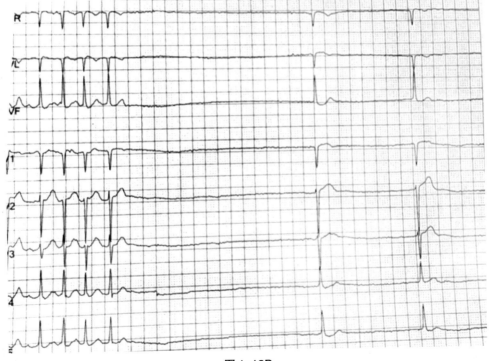

图4-13B

动态心电图片段：房颤伴长R-R间期，交界区逸搏心律

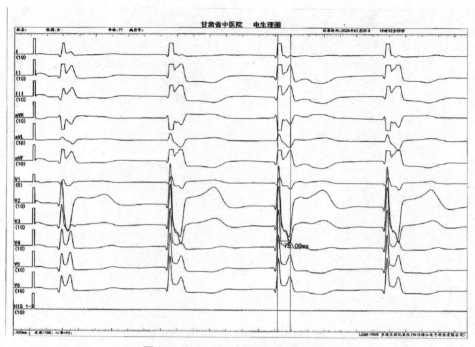

图4-13C　3830电极固定后起搏图

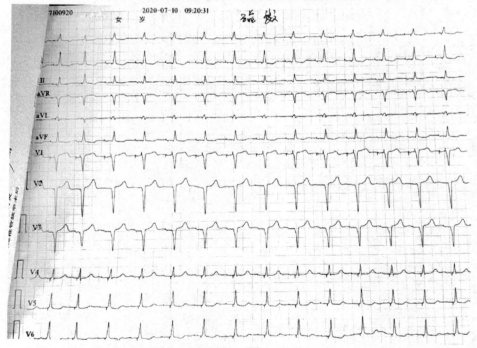

图4-13D　术后心电图，磁铁频率，非选择性希氏束起搏

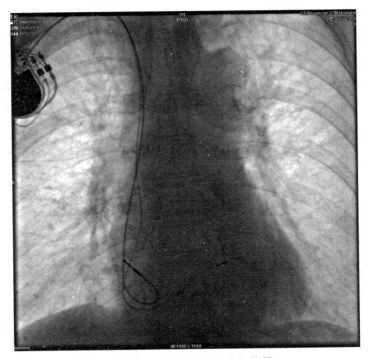

图4-13E　RAO位透视电极位置

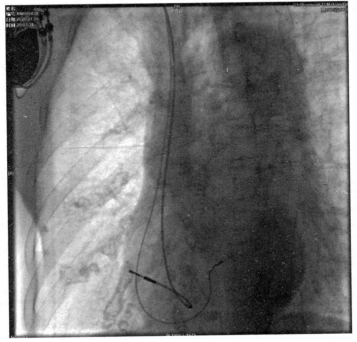

图4-13F　LAO位透视电极位置

[病例解析]

阵发性心房颤动伴有房室传导阻滞时，部分患者选择导管消融治疗房颤，维持窦性心律后可以不再出现长间期。当患者不愿意接受导管消融时，可以选择起搏治疗，联合心律平或者胺碘酮口服维持窦性心律。考虑到发生房颤时的长间期，需要心室起搏，故可以选择希浦系统起搏。

病例14：

患者，女性，69岁，主因"气短，双下肢浮肿4个月，加重1周"，以"心力衰竭"收住。1981年行"室间隔缺损修补手术"，2014年因为"房颤伴有心动过缓"在外院行单腔起搏器植入手术。有糖尿病、高血压、慢性肾功能不全病史。入甘肃省中医院，心功能Ⅳ级（NYHA）。拟行希氏束或者左束支起搏。

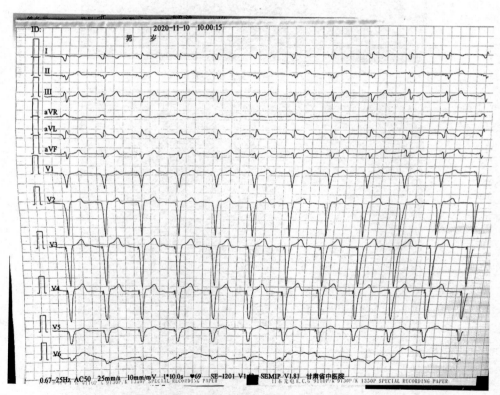

图4-14A　原右心室心尖部VVI起搏心电图

姓　　名		性别　女		年龄 69岁		检查时间	2020-11-10
临床科室	心血管病一科			来源　住院		住院号	
检查部位	彩超检查(心脏彩超)					床号	ccu-14床
临床诊断						仪器	PHILIPS 1E33

检查影像

检查参数:

LAD	46 mm	AAD	23 mm	AoR	20 mm	RVOT	28 mm
LA左右	43 mm	RA左右	48 mm	MPA	26 mm	RVDd	31 mm
IVSTd	9 mm	LVDd	46 mm	LVPWTd	9 mm	IVSTs	11 mm
LVDs	32 mm	LVPWTs	11 mm	IVSE	6 mm	LVPWE	8 mm
LVEDV	100 ml	LVESV	43 ml	LVEF	56 %	LVFS	29 %
LVSV	56 ml	CO	3.98 L/min	HR	70 bmp	MV-VE	97 cm/s
TV-VE	78 cm/s	AV-Vs	113 cm/s	PV-Vs	68 cm/s		

超声所见

2DE及M型特征:右心、左房增大,左室腔形态大小正常。右心腔内可见导线样强回声,随心动周期摆动,室间隔与左室后壁不厚,房、室间隔连续未见中断。室壁运动协调,搏幅正常。主动脉根部回声增强,搏幅减低,重搏波低平,主肺动脉内径增宽。

二尖瓣位为人工机械瓣回声,瓣环位置固定,瓣叶活动良好,未见赘生物回声,瓣口面积3.0cm2(PHT)。主动脉瓣增厚、回声增强,开放尚可,关闭不拢。三尖瓣开放尚可,关闭不拢。

M型二尖瓣呈单峰,E-E间期不等。

心包腔未见积液。

彩色及频谱多普勒特征:三尖瓣心房侧见蓝杂色返流束,流颈宽约6mm,TR返流速度263cm/s,返流压28mmHg,TR法估测肺动脉收缩压约43mmHg,主动脉瓣左室侧见红黄色返流束,未达MVA尖,余瓣口未见异常血流信号。房、室水平未见异常分流。二、三尖瓣频谱为单峰。

超声提示

右心腔内起搏器植入、二尖瓣人工机械瓣置换术后:

1、右心、左房增大;主动脉硬化;主肺动脉增宽

2、主动脉瓣钙化伴轻度反流;三尖瓣中度反流

3、估测肺动脉收缩压约43mmHg

4、心律失常

记录者　　　　　　　　诊断医师

注:超声提示仅供临床参考,医师签字有效。

图4-14B　术前UCG

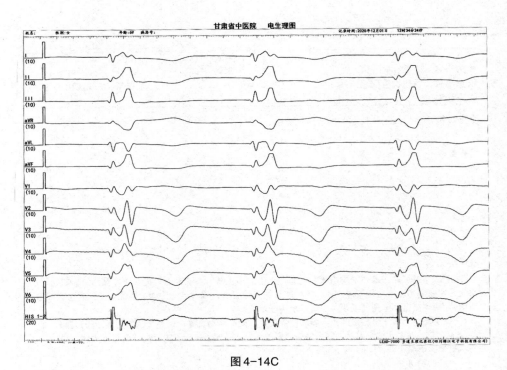

图 4-14C

3830电极旋入点右心室间隔面起搏，V_1导联QRS呈现"W"型

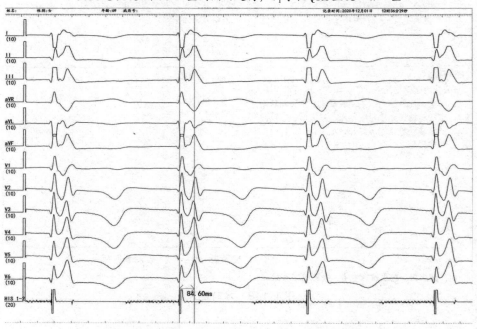

图 4-14D　旋入后夺获左束支，达峰时间84ms

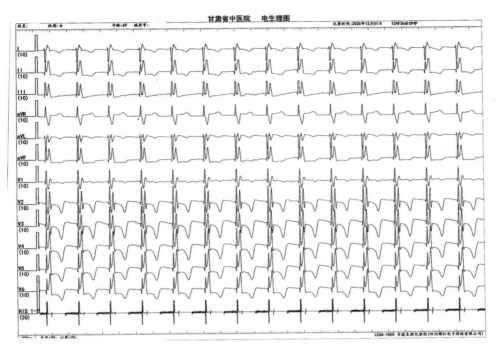

图4-14E　术中起搏3830电极时12导联心电图显示夺获左束支

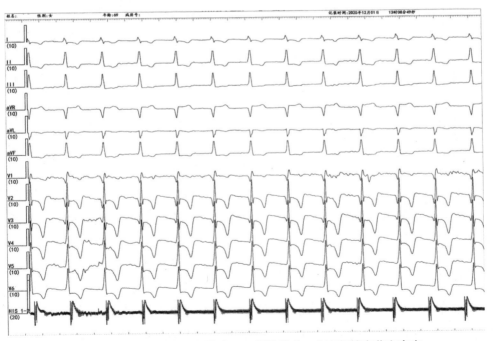

图4-14F　连接脉冲发生器后VAT起搏模式，心室起搏夺获左束支

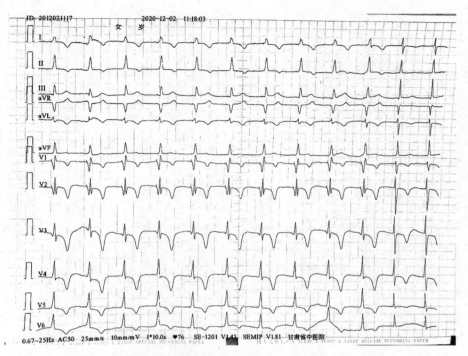

图4-14G　术后次日心电图：胸前导联T波倒置，QT_C延长

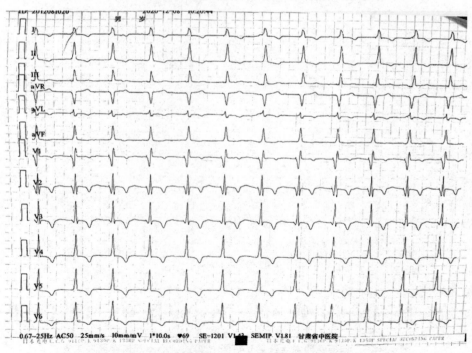

图4-14H　术后第8日心电图：T波倒置变浅，QT_C缩短

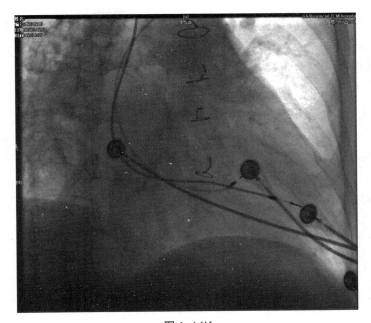

图 4-14K

术中右前斜位显示原右心室心尖部位电极和调整到左束支区域的电极

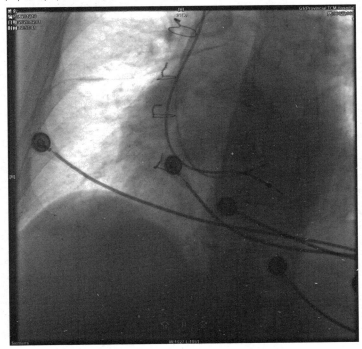

图 4-14l

LAO显示原右心室心尖部位电极和调整到左束支区域的电极

[病例解析]

左束支区域起搏后出现胸前导联 T 波倒置，QTC 延长，已有报道，可能是"电张调节性"改变。本例术后次日心电图出现胸前导联 T 波倒置，QTC 延长，观察 1 周后缓解。

病例 15：

主因"突发右侧肢体无力 2.5h"以急性脑血管病收住脑病科，入甘肃省中医院后反复出现抽搐，意识丧失，心电监护发现"心率 20 次/分"，急诊转入我科。1995 年因为"心动过缓"在外院行起搏器植入手术，从未随访过。有糖尿病病史 3 年。本次手术透视见原起搏导线断裂。急诊植入临时起搏器并行永久起搏器植入术。拟行左束支区域起搏。

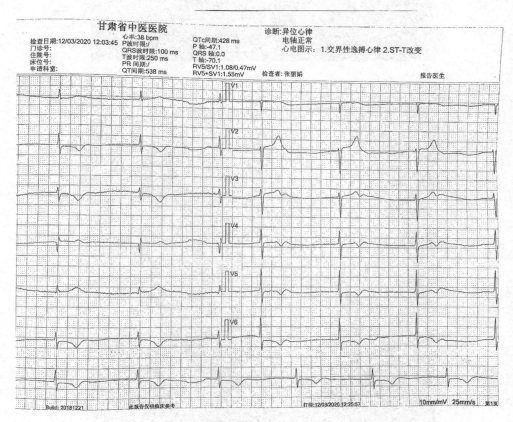

图 4-15A

术前心电图：窦性停搏，交界区逸搏心律

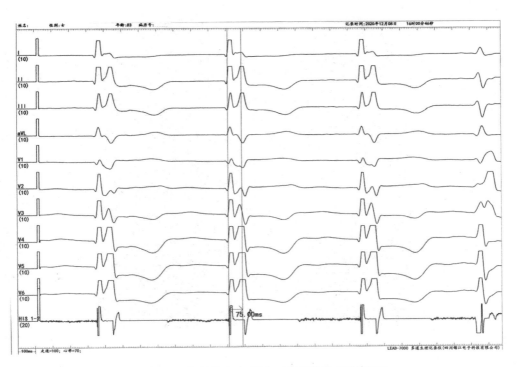

图4-15B 初始旋入点起搏，V₁导联呈"浅W型"

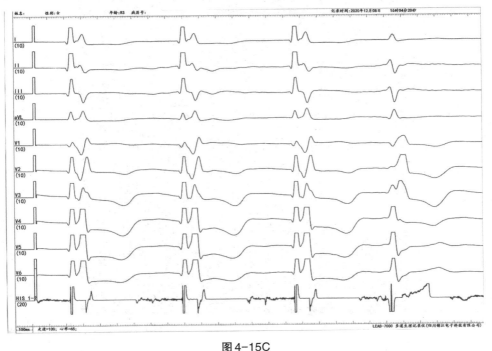

图4-15C

非选择性夺获左束支，第四条位左束支起源的早搏，可见左束支电位

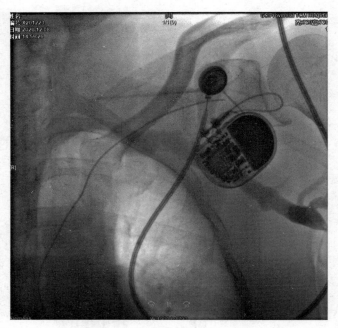

图4-15E

右前斜位左侧腋静脉造影时发现原起搏导线断裂，断裂的位置远离锁骨与第一肋骨间隙

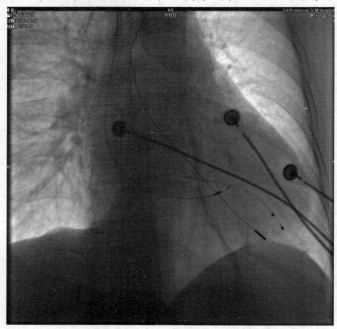

图4-15F

X线右前斜位。在临时起搏器保护下经过右侧入路植入3830电极到左束支区域

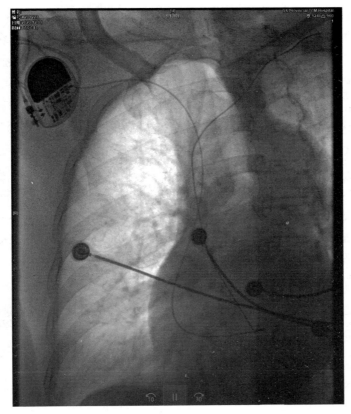

图4-15G

左前斜位3830电极指向间隔。原断裂的电极导线作绝缘处理后就地包埋

[病例解析]

该患者起搏器手术后从未随访过。首次植入术后20年突然反复出现"阿斯综合征"，考虑是与其本身疾病的进展有关，而不是起搏器电池耗竭所致。本次发现起搏器导线断裂位置远离锁骨下区域，导线上未见保护套，可能是直接缝扎在肌肉上，肌肉收缩长期磨损所致。可见保护套的重要性。本例从右侧植入3830电极到左束支区域，与从左侧操作有所不同。

病例16：

患者女，61岁。主因间断头晕，黑蒙发作4月收住。患者4月前改变体位时突发头晕、黑蒙，发作时无天旋地转，无明显头痛，恶心呕吐，症状持续数秒后可以缓解，遂来甘肃省中医院门诊就诊，复查颈部血管彩超：①左侧颈总动脉分叉处斑块形成；②左侧椎动脉高位入椎，左侧较右侧椎动脉管径细窄并阻力指数增高（发育不良多考虑）；③颈动脉、椎动脉频谱形态呈硬化样改变。复查心脏彩超：①左室壁节段性室壁运动异常；②二尖瓣关闭不全（中度），左房增大；

③三尖瓣关闭不全（轻度）；④估测肺动脉收缩压约35mmHg；⑤左室舒张功能异常（Ⅱ级），予以对症处理，症状无明显改善。今日患者再次出现上述症状，头晕，疲乏，为求进一步诊治特来甘肃省中医院就诊收住。既往高血压3级，冠状动脉粥样硬化性心脏病，2型糖尿病，长期使用阿司匹林，阿托伐他汀钙，琥珀酸美托洛尔，缬沙坦氢氯噻嗪，甘精胰岛素，门冬胰岛素。否认其他病史。否认病毒性肝炎、结核病、伤寒、猩红热等传染病史。2018年冠状动脉造影：LM（-），LAD近中段弥漫性狭窄，最重处60%~70%，第一对角支近段弥漫性狭窄，最重处80%~90%，LCX远段可见70%~80%狭窄，钝缘支近中段可见分叉病变，最重处70%~80%狭窄，RCA后降支中远段可见弥漫性狭窄，最重可达90%。第一对角支病变行球囊扩张术。

辅助检查：心电图提示：Ⅲ°房室传导阻滞，间歇性完全性左束支传导阻滞，间歇性右束支传导阻滞，交界区心律。

治疗计划：希浦系统起搏。

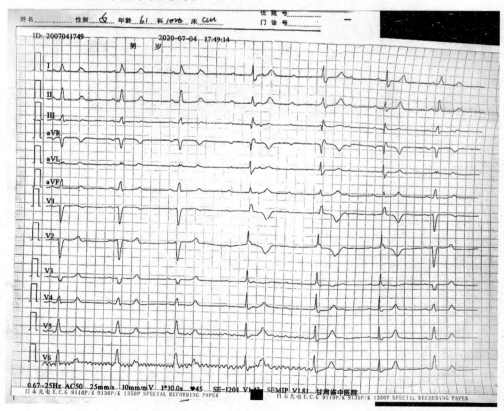

图4-16A

术前心电图：窦性心律，2:1房室传导阻滞，交替性左束支，右束支传导阻滞

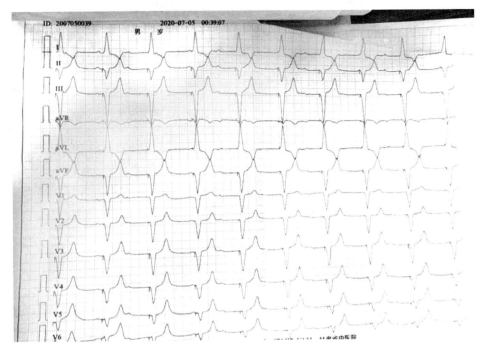

图4-16B 术前右心室心尖临时起搏

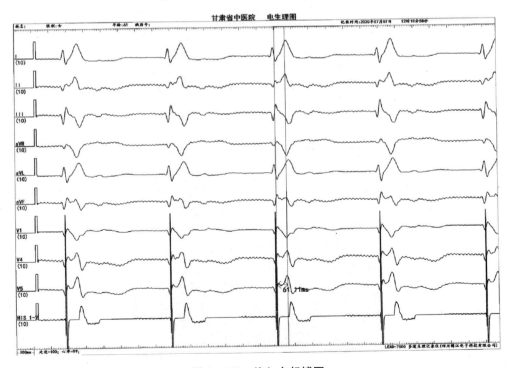

图4-16C 旋入点起搏图

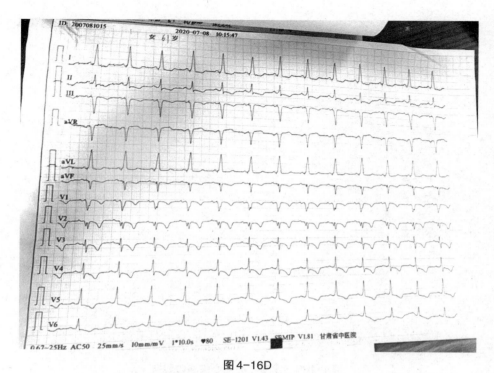

图 4-16D

术后心电图：窦性心律，VAT起搏模式，心室起搏夺获HIS

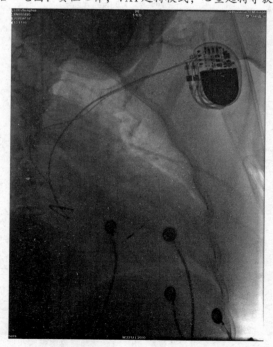

图4-16E　右前斜位X线显示3830电极固定在三尖瓣环顶部

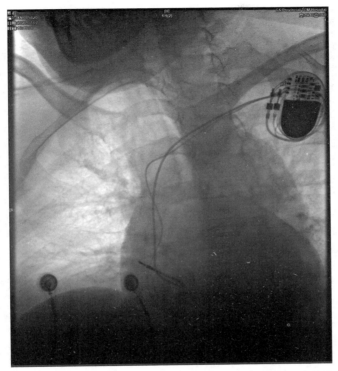

图4-16F LAO位显示3830电极固定位置在三尖瓣环"1点"位置

[病例解析]

对于房室传导阻滞的患者选择HIS起搏时，要考虑到起搏阈值的问题和HIS本身病变进展的问题。故一定要选择HIS远端起搏，且最好是非选择性起搏，以免当起搏部位以远的传导束病变时，能够夺获HIS周围心肌，保证安全。另外要确保希氏束–心室传导大于130次/分，以明确起搏点以远传导束传导功能正常。

病例17：

患者男，70岁，心悸、头晕、乏力2年，加重1周，以"慢性房颤伴长R-R间期"收住。有持续性房颤病史5年。基础检查无异常。拟行希氏束VVI起搏。

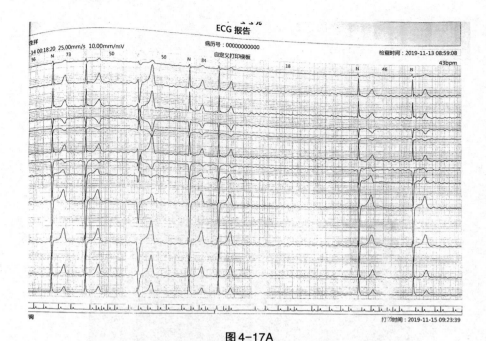

图 4-17A

术前心电图：房颤伴长 R-R 间期

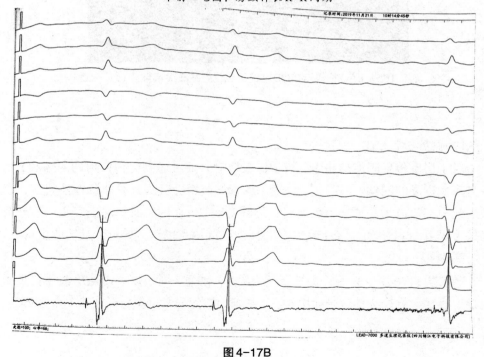

图 4-17B

His 电极标测到清晰的 His 电位，H-V 间期正常，无 A 波

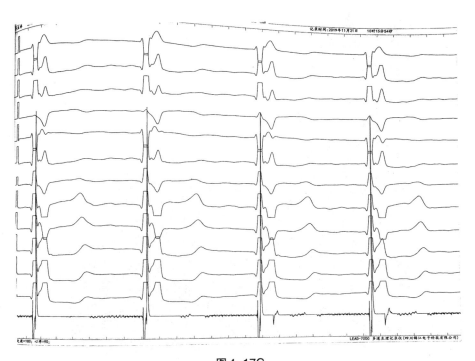

图4-17C

固定3830电极后起搏阈值1.4V/0.5ms。达峰时间70ms

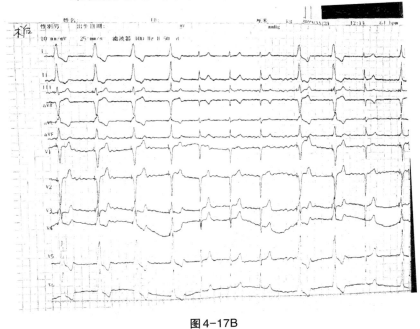

图4-17B

术后心电图：房颤，VVI起搏，起搏的QRS起始有"假性预激综波"，为希氏束旁起搏

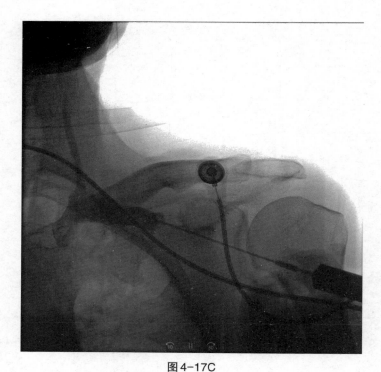

图4-17C

RAO 30°透视下穿刺左侧腋静脉，造影证实成功穿入腋静脉

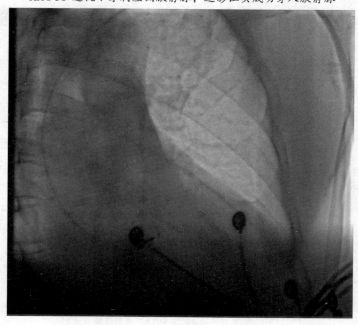

图4-17D

线RAO位。3830电极在C315鞘支持下标测到希氏束并旋入希氏束区域

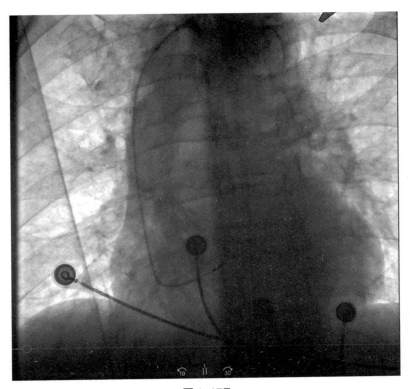

图 4-17E

LAO 位透视下 3830 电极固定在三尖瓣环"1点"位置

[病例解析]

对慢性房颤合并长 R-R 间期，且有心动过缓相关症状的患者，可以选择房颤的导管消融治疗，也可以选择起搏器治疗，根据患者的意愿决定。选择性 HIS 起搏时，如果患者将来出现了起搏点以远部位的传导阻滞，则有起搏失败的风险。故采用非选择性希氏束起搏更加安全（有 HIA 旁心肌起搏备份），对心功能的影响相似。

病例 18：

患者男性，68 岁,主因：心慌、气短 4 年余，加重 1 个月收住。患者于 4 年前因劳累后出现心慌、胸闷、气短，无明显胸痛，休息后缓解，无潮热，汗出，无夜间阵发性呼吸困难，未予系统治疗。近 1 个月患者上述症状再次出现并较前加重，1 周前因"肺占位性病变"至"甘肃省肿瘤医院"住院治疗，查心电图示：窦性心律，ST 段水平延长。动态电图检查：窦性停搏，阵发性房颤伴三度房室传导阻滞。转入甘肃省中医院行永久起搏器治疗。

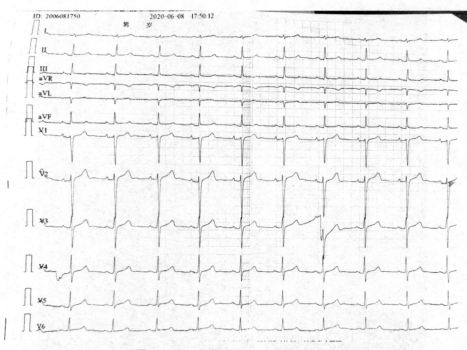

图4-18A　术前心电图：正常心电图

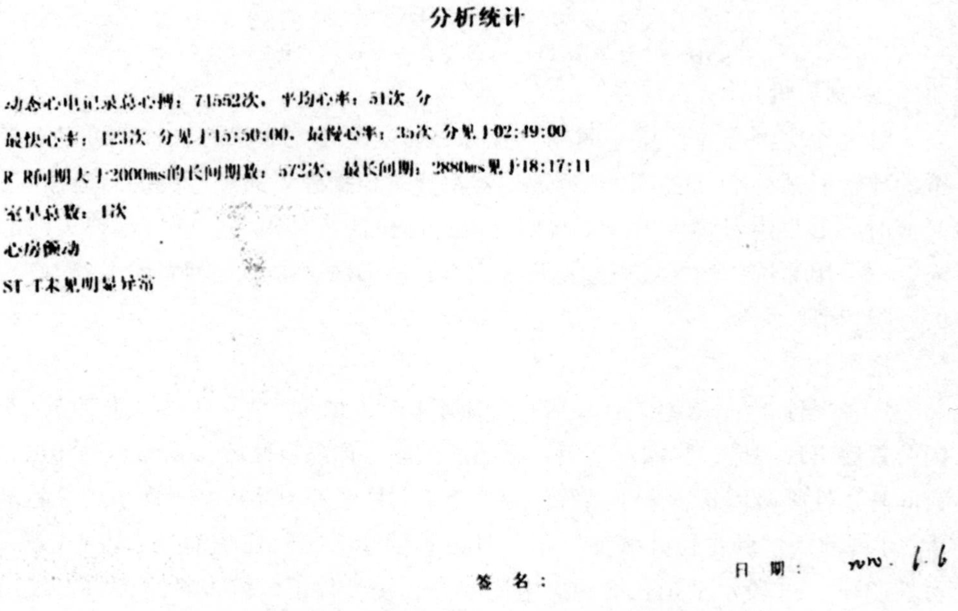

分析统计

动态心电记录总心搏：74552次，平均心率：51次/分

最快心率：123次/分见于15:50:00，最慢心率：35次/分见于02:49:00

R-R间期大于2000ms的长间期数：572次，最长间期：2880ms见于18:17:11

室早总数：1次

心房颤动

ST-T未见明显异常

签　名：　　　　　　　　日　期：2020.6.6

图4-18B　术前动态心电图统计：大于2s，间期572次

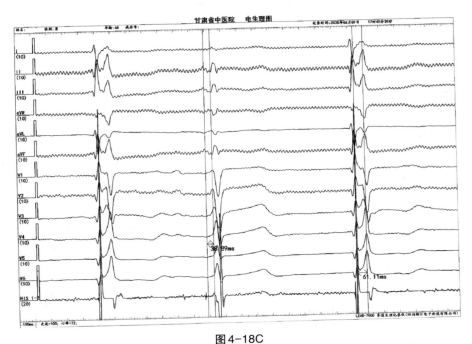

图4-18C

3830标测到清晰His电位，H-V间期39ms，在该处起搏，达峰时间61mm

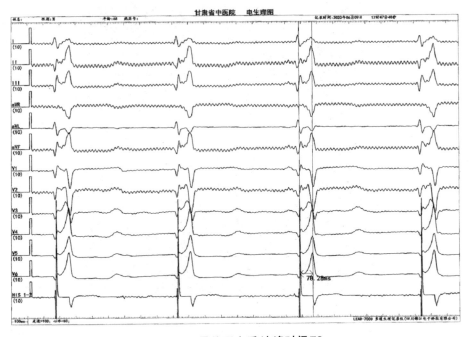

图4-18D 最终固定后达峰时间78ms

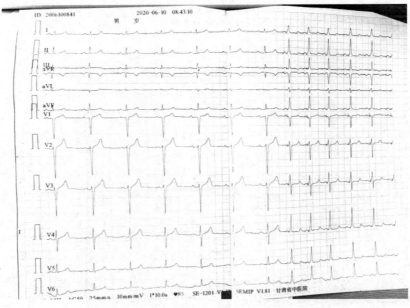

图 4-18E

术后心电图，前7跳为心房起搏，下传心室；后5跳为磁铁频率，显示心室为非选择性 HIS 起搏，QRS 宽度与自身下传 QRS 一致。磁铁频率时 QS 形态类似"右前间隔显性预激综合征"

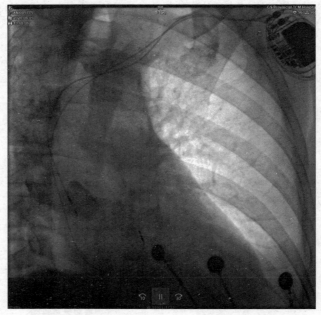

图 4-18F

RAO 位心房使用的是 3830 电极，虽然阈值良好，但是切除 C315 鞘后电极后退，张力不够，在无鞘支撑下前送电极在上腔内打折，无法在右心房内成型

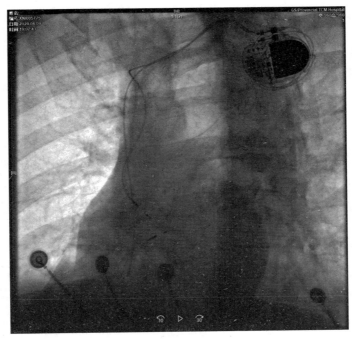

图4-18G

X线LAO位HIS电极在三尖瓣环"1点钟"。心房电极看似张力不够，但是在上腔静脉及锁骨下静脉有S型弯曲。

[病例解析]

行希氏束起搏时，在标测到清晰的HIS电位处低电压起搏，常常能做到选择性起搏，阈值很低，但是在当电极固定后（3830电极常需要旋入4圈以上），往往出现阈值增高，常在1.6V左右，而且常常是非选择性起搏。如果固定在三尖瓣环心室侧，能过夺获HIS旁的心室肌，这样可以作为HIS起搏的"备份"，更加安全。有研究表明，选择性HIS起搏和非选择性HIS起搏对心功能的影响是一样的。所以，非选择性HIS起搏是需要首先考虑的。

病例19：

患者男性，78岁，头晕3h伴左侧肢体力弱收入脑病科。心电图检查示：交界性逸搏心律。转入心内科。陈旧性前壁心肌梗死7年，有PCI史，高血压病史10年。术前左心室前后径65mm，LVEF38%。入院诊断：①急性脑梗死；②病态窦房结综合征；③冠心病，陈旧性前壁心肌梗死，心功能Ⅱ级（NYHA）。治疗：急诊植入临时起搏器，择期双腔起搏（左束支区域起搏）。

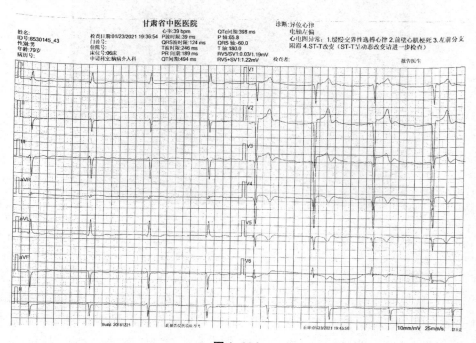

图 4-19A

术前心电图：陈旧性前壁心肌梗死，交界区逸搏心律，左前分支传导阻滞

甘肃省中医院超声诊断报告单

检查时间　2021-01-26

姓　　名		性别 男	年龄 78岁	住院号
临床科室	脑病介入科	来源 住院	床号 06床
检查部位	彩超检查(心脏彩超)		仪器 PHILIPS EPIQ 7C
临床诊断			

检查影像

检查参数：

LAD	49 mm	AAD	31 mm	AoR	30 mm	RVOT	25 mm
LA左右	53 mm	RA左右	38 mm	MPA	23 mm	RVDd	20 mm
IVSTd	7 mm	LVDd	65 mm	LVPWTd	9 mm	IVSTs	7 mm
LVDs	52 mm	LVPWTs	12 mm	IVSE	6 mm	LVPWE	7 mm
LVEDV	214 ml	LVESV	132 ml	LVEF	38 %	LVFS	19 %
LVSV	82 ml	CO	5.49 L/min	HR	67 bpm	MV-VE	72 cm/s
MV-VA	83 cm/s	MV-VE/VA	0.9	TV-VE	43 cm/s	TV-VA	45 cm/s
TV-VE/VA	1.0	AV-Vs	148 cm/s	PV-Vs	103 cm/s	MV环-Em	3 cm/s
MV环-Am	4 cm/s	MV环-S	6 cm/s	iVRT	106 ms	iVCT	63 ms

超声所见：

　　2DE及M型特征：左心增大，心尖圆钝，右房室腔形态大小正常。右心腔内可探及起搏器导线样强回声，随心动周期摆动，室间隔与左室后壁不厚，房、室间隔连续未见中断。室间隔下1/2段、心尖部、前间壁心内膜回声增强，室壁变薄，呈矛盾运动。主动脉根部回声增强，搏幅减低，重搏波消失，肺动脉内径正常。

　　主动脉瓣活动启闭正常。二尖瓣活动启闭正常。三尖瓣开放尚可，关闭不拢。

　　M型二尖瓣呈双峰，E-E间期相等。

　　心包腔未见积液。

　　彩色及频谱多普勒特征：三尖瓣心房侧见蓝杂色返流束，长约3.3厘米，TR返流速度223cm/s，返流压20mmHg，TR法估测肺动脉收缩压约25mmHg，余瓣口未见异常血流信号。房、室水平未见异常分流。

二、三尖瓣频谱为双峰，且二尖瓣口A峰>E峰。

　　TDI：二尖瓣环a'/e'>1，二尖瓣环e'<7，E/e'>15，IVRT延长。

超声提示

右心腔内起搏器植入术后：

1、节段性室壁运动异常（陈旧性心梗）

2、左心增大、心尖圆钝；主动脉硬化

3、三尖瓣少量反流

4、左心功能不全（LVEF约 38%）

记录者　　　　　　　　诊断医师

注：超声提示仅供临床参考，医师签字有效。

图4-19B　术前心脏超声

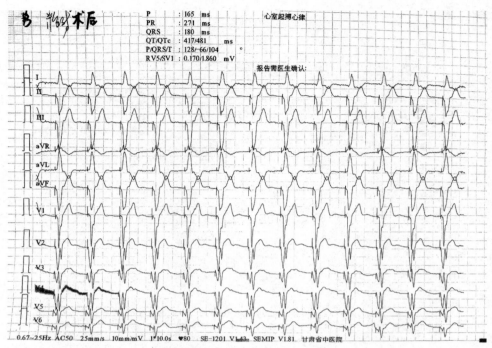

图4-19C　右心室临时起搏心电图

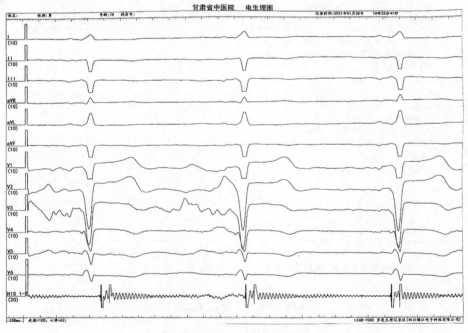

图4-19D　术中心内图

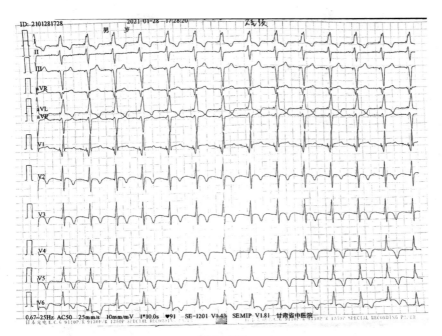

图 4-19E

术后磁铁频率，心室电极起搏夺获的 QRS 波形变现为左前分支传导阻滞，窄 QRS 波，V_1 导联呈 qRs 形，考虑可能 3830 电极旋入的部位有心肌梗死造成的瘢痕心肌，虽然夺获了左束支，但是室间隔瘢痕心肌有除极障碍

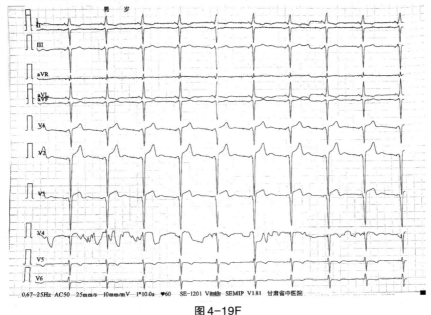

图 4-19F

术后起搏心电图，心房起搏下传心室，QRS 形态与交界区逸搏的 QRS 形态相同

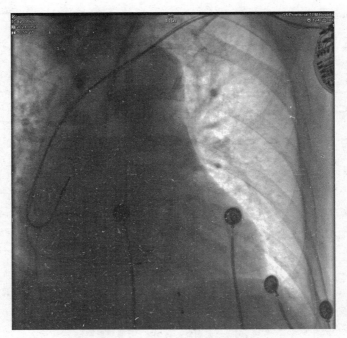

图4-19G　术后RAO位X线透电极位置

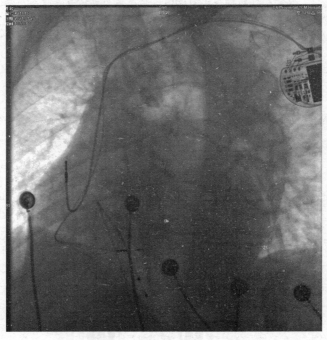

图4-19H

　　后LAO位X线透电极位置。从3830电极和右心室电极的交叉点可以观察到3830电极旋入室间隔的深度

[病例解析]

对有陈旧性前壁心肌梗死的患者来说，在行左束支区域起搏时要考虑到室间隔疤痕组织对手术的影响，可能存在电极旋入困难，起搏阈值高等因素。

病例20：

患者男性，84岁，主因"头晕，乏力9d，晕厥1次"，以"高血压"收住。入院后心电图，动态心电图等检查诊断为"病态窦房结综合征"。行希氏束起搏。

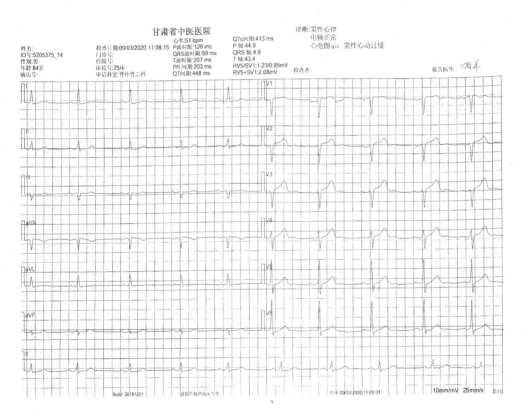

图4-20A　术前心电图，窦性心动过缓

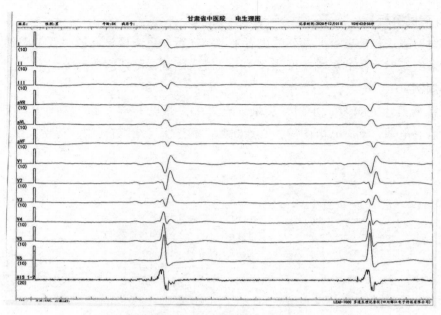

图 4-20B　3830 电极标测到 His 电位

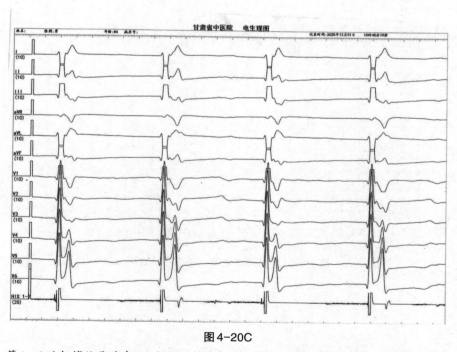

图 4-20C

　　第 1、3 跳起搏信号前有 His 电位，起搏在 His 不应期，未能夺获 His，其后 QRS 为 His 下传。第 2、4 跳 QRS 较第 1、3 跳增宽，为非选择性夺获了 His（即夺获 His 同时夺获了 His 旁心肌）

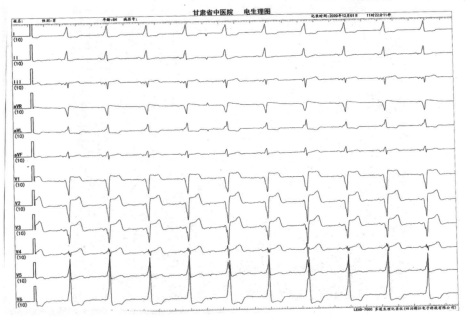

图 4-20D

术后心电图：窦性心律，VAT起搏模式，心室起搏为非选择性HIS起搏。

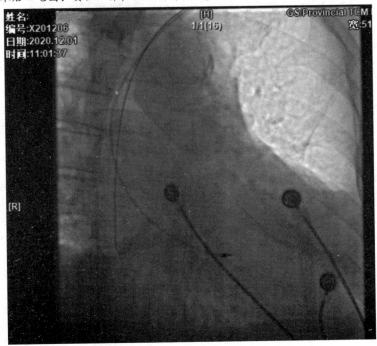

图 4-20E　RAO 3830电极初始固定点的位置

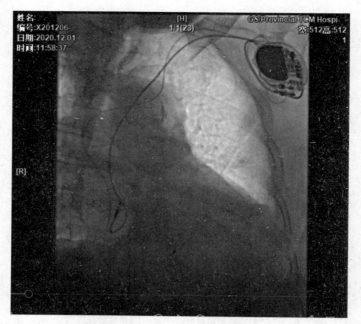

图 4-20F　RAO 位电极固定后的位置

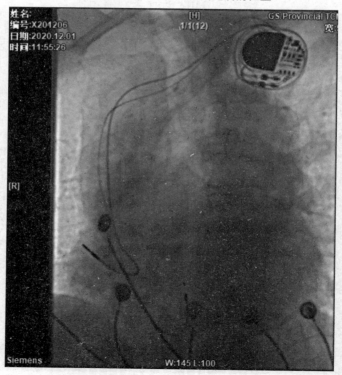

图 4-20G

LAO 位电极固定后的位置，心室电极指向三尖瓣环"1点钟"位置

[病例解析]

不合并房室传导阻滞的病态窦房结综合征的起搏治疗，希氏束起搏可以选择，但不是必须选择。

病例21：

患者，男，81岁。间断头晕3个月余，高血压收住。发现血压高3个月余，住院后心电图及动态心电图检查发现有高度房室传导阻滞，行起搏器治疗。

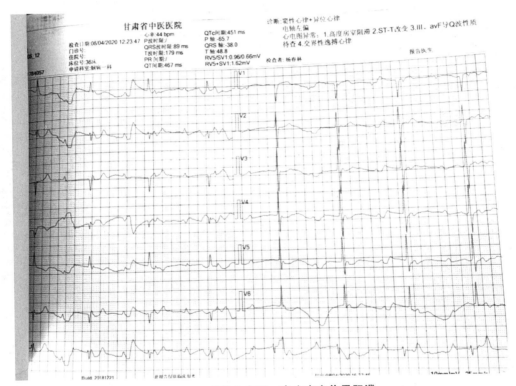

图4-21A　术前心电图：高度房室传导阻滞

姓 名		性别 男		年龄 81岁		住院号	
临床科室	脑病一科			来源 住院		床号	
检查部位	彩超检查(心脏彩超)					仪器	PHILIPS EPIQ 7C
临床诊断	1:高血压3级2:高血压3级3:眩晕病4:眩晕病						

检查影像

检查参数：

LAD	31 mm	AAD	29 mm	AoR	28 mm	RVOT	27 mm
LA左右	36 mm	RA左右	38 mm	MPA	21 mm	RVDd	23 mm
IVSTd	15 mm	LVDd	53 mm	LVPWTd	15 mm	IVSTs	18 mm
LVDs	36 mm	LVPWTs	18 mm	IVSE	7 mm	LVPWE	8 mm
LVEDV	132 ml	LVESV	53 ml	LVEF	60 %	LVFS	32 %
LVSV	79 ml	CO	3.81 L/min	HR	46 bmp	MV-VE	51 cm/s
MV-VA	97 cm/s	TV-VE	75 cm/s	TV-VA	55 cm/s	AV-Vs	127 cm/s
PV-Vs	121 cm/s	MV环-Em	6 cm/s	MV环-Am	8 cm/s	MV环-S	5 cm/s

超声所见

2DE及M型特征：各房室腔形态大小正常。室间隔与左室后壁增厚，房、室间隔连续未见中断。室壁运动协调，搏幅正常。升主动脉内径正常，肺动脉内径正常。

主动脉瓣开放尚可，关闭不拢。二尖瓣开放尚可，关闭不拢。三尖瓣开放尚可，关闭不拢。

M型二尖瓣呈单-双峰，双峰E-E间期不等。

心包腔未见积液。

彩色及频谱多普勒特征：二尖瓣心房侧见蓝杂色返流束，面积约2.5平方厘米，主动脉瓣左室侧见红黄色返流束，超过MVA尖未达乳头肌水平，面积2.5平方厘米，余瓣口未见异常血流信号。房、室水平未见异常分流。二、三尖瓣频谱为单-双峰，且双峰二尖瓣口A峰＞E峰。

TDI：室壁未见节段性运动障碍，二尖瓣环a'/e'＞1，二尖瓣环e'＜7。

超声提示

1、左室肥厚

2、主动脉瓣关闭不全（轻度）

3、二尖瓣关闭不全（轻度）

4、左室舒张功能异常（Ⅰ级）

5、心动过缓，心律不齐

	记录者	诊断医师

注：超声提示仅供临床参考，医师签字有效。

图4-21B

术前超声显示室间隔肥厚，舒张期室间隔厚度15mm

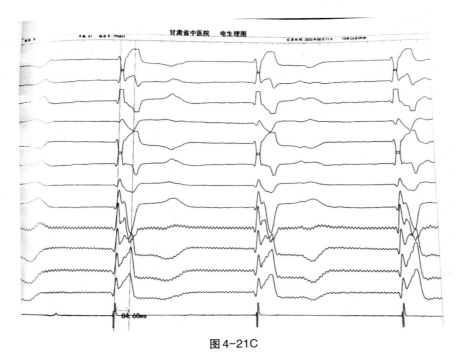

图4-21C

体表及腔内图，起搏3830电极时，达峰时间84.60ms

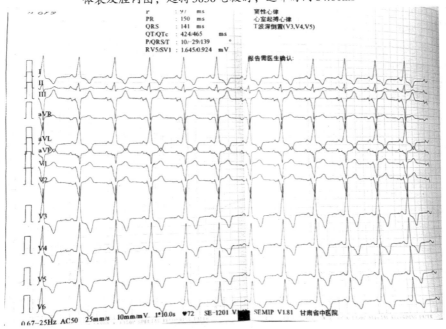

图4-21D

术后心电图：起搏的QRS形态符合左后间隔内膜起搏图形，说明固定的3830电极旋入左后间隔内，未能夺获左束支，也未夺获希氏束

[病例解析]

对于室间隔基底段显著肥厚的病例，选择左束支起搏时需要考虑到这一问题，经过尝试如果不能夺获左束支，将电极固定到室间隔基底段，也能取得相对窄的QRS波，如果患者没有严重的收缩功能障碍，没有完全性左束支传导阻滞，这种做法也是可以接受的。

病例22：

患者，男性，66岁。主因"胸闷，气短30年，加重3个月"，以心力衰竭收住。30年前因为化学气体泄漏吸入导致中毒，诊断为"中毒性心肌病"。2007年在外院因为房颤，心动过缓植入起搏器。有糖尿病病史10余年。入院前3个月病情加重。拟行希浦系统起搏：计划1根电极植入HIS起搏，1根植入左束支或者右心室流入道间隔深部备用。

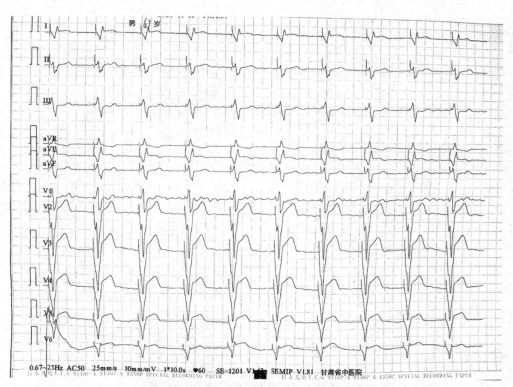

图4-22A 术前原有右心室心尖部起搏图

姓　　名：　　　　　　性　别：男　　　　　年龄：66岁　　　　超声号：
申请科室：心血管内科　　申请医生：　　　　　床号：--　　　　　门诊号：1379
部　　位：心脏超声(组合)　　　　　　　　　　　　　　　　　设　备：PHILIPS 7C

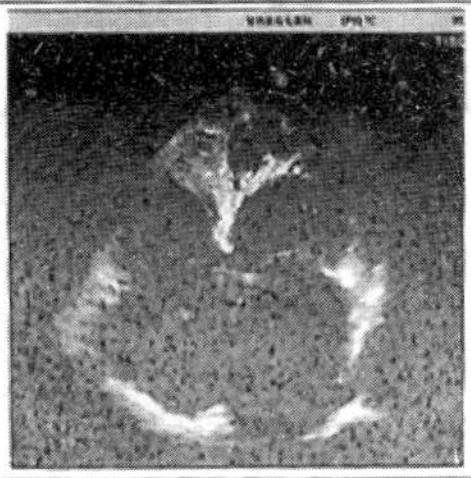

超声所见：
　　主动脉：瓣开放幅度18mm　　瓣环内径20mm　升主动脉径30mm
　　左心房：前后径55mm
　　左心室：室间隔厚度9mm　　运动幅度4mm　　运动与后壁反向
　　　　　　舒张末期前后径65mm　　EF：38%　FS：19%
　　　　　　后壁厚度9mm　运动幅度8mm
　　右心室前后径32mm
　　右心房径：68mm×56mm
　　肺动脉根部径20mm
　　1.全心扩大。主、肺动脉根部径正常
　　2.左室前壁、前间壁室壁回声增强，运动幅度减低欠协调，余室壁厚度及运动幅度正常
　　3.各瓣膜形态、弹性、厚度及活动度正常。右房右室可见强光带通过三尖瓣口。
　　4.心包腔内见积液暗区：右室前壁收缩期5mm。
　　5.TDI：二尖瓣 单峰。
Doppler：
　　主动脉瓣瓣下见舒张期少量返流；肺动脉瓣瓣下见舒张期少量返流
　　二尖瓣瓣下见收缩期中量返流；三尖瓣瓣下见收缩期中量返流
　　估测肺动脉收缩压62mmHg

超声提示：
　　起搏器安置术后
　　全心扩大
　　节段性室壁运动异常（前壁、前间壁）
　　二尖瓣中量返流
　　主动脉瓣少量返流
　　三尖瓣中量返流
　　肺动脉高压（中度）
　　心包积液（少量）
　　左室收缩功能减退
　　LVEF：38%

　　　录入员：　　　　　　　　报告医师：　　　　　　　　　审核医师：

超声诊断报告仅供临床参考，需超声医师签字确认后生效　　　报告日期：2020-11-06 09:28

图4-22B　术前UCG：全心扩大，左室EF38%

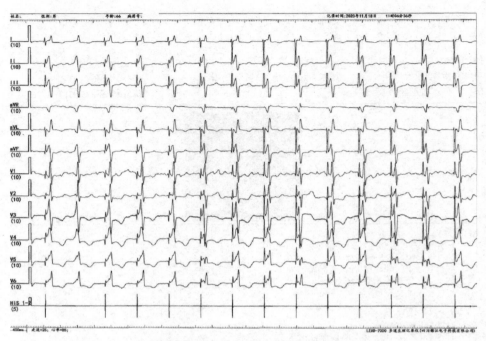

图4-22C　术中HIS旁起搏心电图

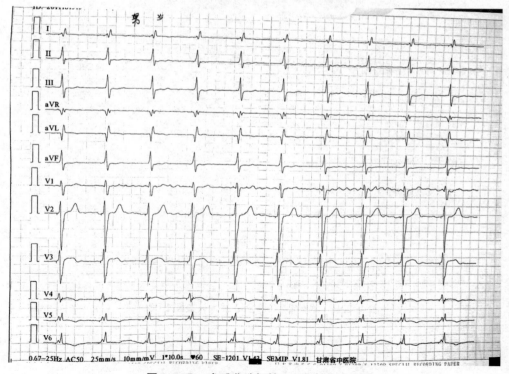

图4-22D　术后非选择性HIS起搏心电图

检查时间　2020-11-26

姓　　名		性别　男	年龄　66岁
临床科室	心血管病一科	来源　住院	住院号
检查部位	彩超检查(心脏彩超)		床号　CCU-2床
临床诊断			仪器　PHILIPS EPIQ 7C

检查影像

检查参数：

LAD	61 mm	AAD	33 mm	AoR	35 mm	RVOT	27 mm
LA左右	57 mm	RA左右	55 mm	MPA	26 mm	RVDd	30 mm
IVSTd	9 mm	LVDd	63 mm	LVPWTd	10 mm	IVSTs	11 mm
LVDs	50 mm	LVPWTs	13 mm	IVSE	6 mm	LVPWE	7 mm
LVEDV	202 ml	LVESV	120 ml	LVEF	41 %	LVFS	20 %
LVSV	82 ml	CO	5.74 L/min	HR	70 bpm	TV-VE	84 cm/s
TV-VA	58 cm/s	TV-VE/VA	1.40	PV-Vs	88 cm/s		

超声所见

　　2DE及M型特征：全心增大，左心最著。右心腔内可探及起搏器导线样强回声，随心动周期摆动。室间隔与左室后壁不厚，房、室间隔连续未见中断。室间隔、左室前壁及心尖部运动消失，余室壁运动协调，搏幅尚可。主动脉根部回声增强，搏幅减低，重搏波消失，主肺动脉内径增宽，宽约26mm。主动脉瓣开放尚可，关闭不拢。二、三尖瓣开放尚可，关闭不拢，肺动脉瓣开放尚可，关闭不拢。

　　M型二尖瓣呈单-双峰，E-E间期不等。

　　心包腔未见积液。

　　彩色及频谱多普勒特征：二、三尖瓣心房侧见蓝杂色返流束，长约8.5和6.5厘米，面积约24.4和10.7平方厘米，TR返流速度354cm/s，返流压50mmHg，TR法估测肺动脉收缩压约65mmHg，主动脉瓣左室侧见红黄色返流束，达MVA尖，长约3.7厘米，面积3.6平方厘米；肺动脉瓣口可见红黄色反流束，长约4.6厘米，面积7.2平方厘米。房、室水平未见异常分流。二、三尖瓣频谱为单-双峰交替。

超声提示

右心腔内起搏器植入术后：

　　节段性室壁运动异常

　　全心增大，左心最著；主动脉硬化

　　主动脉瓣轻度关闭不全；二、三尖瓣重度关闭不全；肺动脉瓣中度关闭不全

　　肺动脉高压（中度）；主肺动脉内径增宽

　　左心功能不全（LVEF约41%）

　　心律失常

记录者　　　　　　　　诊断医师

注：超声提示仅供临床参考，医师签字有效。

图4-22E

术后第8天UCG：LVEF41%，较1周前增长3%，患者症状明显缓解

[病例解析]

　　患者已经有心力衰竭，当出现房颤伴有长R-R间期时，选择了VVI右心室心尖部起搏，导致左心室失同步，病情加重。本期将3830电极植入希氏束区域后，患者的症状即得到改善，说明原先的右心室心尖部起搏严重危害，已经有心衰患者的心功能。此种手术保留了原起搏器脉冲发生器，只是新植入一根3830电极导线，将原有心尖部电极尾部绝缘处理后就地包埋，经济，实用，效果好，值得

推广。

病例23：

患者，男，53岁。主因间断头晕，气短，黑蒙10日，以"三度房室传导阻滞收入"。患者于10天前因活动后出现气短、乏力、黑蒙症状，发作时间不定，动则加重，休息后缓解，未引起足够重视。上述症状逐渐加重，并有间断四肢疲乏症状，轻度下肢浮肿。去兰州市第二医院行动态心电图示：基础心律窦性心律，分析72949次/21小时34分钟，平均心率：56bpm，三度房室传导阻滞，交界区心律，房性早搏，室性早搏，建议安装心脏永久起搏器治疗。为求进一步诊治，遂来甘肃省中医院就诊，门诊以"III度房室传导阻滞"收住。既往高血压病史，最高血压：180/120mmhg。拟行希氏束旁起搏。

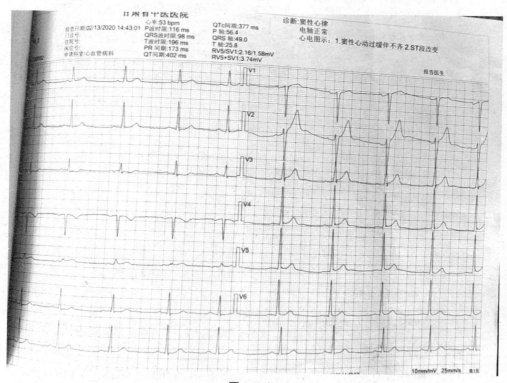

图4-23A

术前心电图：窦性心律，窦性心动过缓

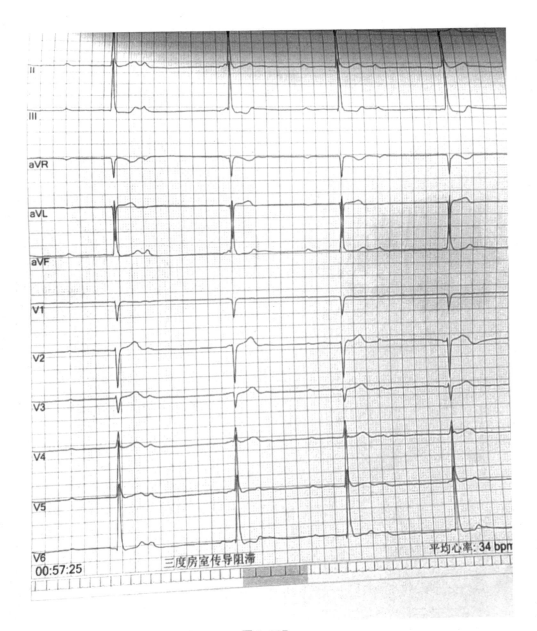

图4-23B

动态心电图片段：三度房室传导阻滞

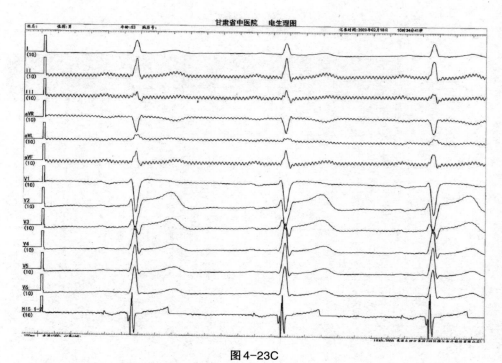

图4-23C

3830电极在三尖瓣环顶部未记录到His电位，A/V小于1/10，电极在三尖瓣环心室侧

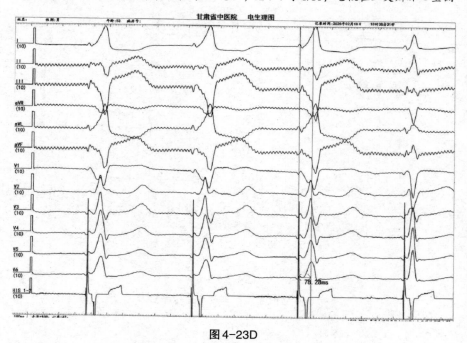

图4-23D

3830电极固定后起搏阈值1.6V/0.5ms。达峰时间78ms

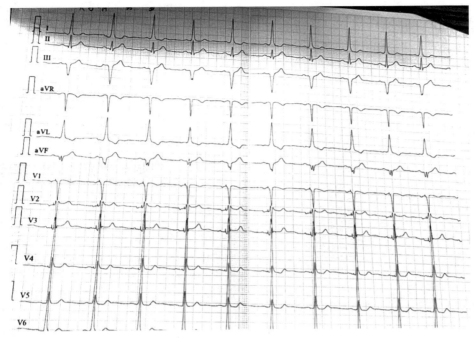

图 4-23E

术后12导联心电图，VAT起搏模式，心室起搏窄QRS，V_2导联rSr型，考虑术中鞘管造成不完全性右束支传导阻滞。起搏前窦性心律时电轴不偏，起搏后电轴左偏，考虑起搏非选择性夺获了左后分支

[病例解析]

高度房室传导阻滞的患者选择希浦系统起搏时，如果行希氏束远端起搏，需要行高频率起搏检查起搏点远端的传导功能，判断是否跨越病变。窦性心律时电轴不偏，起搏时出现左前分支阻滞型，但是窄的QRS波，考虑起搏夺获了左后分支。

病例24：

患者，男性，72岁，陈旧性前壁心梗病史7年，左心室室壁瘤形成，PCI病史。主因气短，头晕10天入院。入院心电图检查：三度房室传导阻滞。UCG：左心室扩大，左室后壁室壁瘤形成，左室收缩功能减退。行基础检查后拟行起搏治疗。患者由于经济原因，选择了单腔起搏治疗。

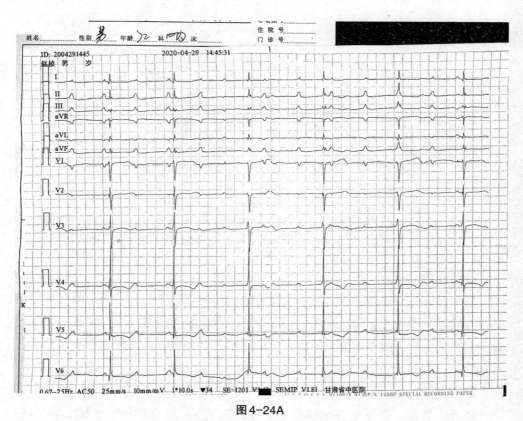

图4-24A

术前心电图：三度房室传导阻滞。

姓　　名		性别　男		年龄　72岁		住院号	
临床科室	心血管病一科			来源　住院		床号	ccu-9床
检查部位	彩超检查(心脏彩超)					仪器	PHILIPS EPIQ 7C
临床诊断							

检查影像

检查参数：

LAD	39 mm	AAD	31 mm	AoR	30 mm	RVOT	20 mm
LA左右	55 mm	RA左右	36 mm	MPA	21 mm	RVDd	20 mm
IVSTd	9 mm	LVDd	57 mm	LVPWTd	7 mm	IVSTs	9 mm
LVDs	45 mm	LVPWTs	10 mm	IVSE	5 mm	LVPWE	7 mm
LVEDV	162 ml	LVESV	94 ml	LVEF	42 %	LVFS	31 %
LVSV	68 ml	CO	4.09 L/min	HR	60 bmp	MV-VE	72 cm/s
MV-VA	92 cm/s	MV-VE/VA	0.80	TV-VE	38 cm/s	TV-VA	64 cm/s
TV-VE/VA	0.60	AV-Vs	133 cm/s	PV-Vs	97 cm/s	MV环-Em	4 cm/s
MV环-Am	7 cm/s	MV环-S	6 cm/s	IVRT	0.90 ms	IVCT	127 ms

超声所见

患者体位受限，图像显示欠佳，探查欠满意。

2DE及M型特征：左心增大，右心形态大小正常。左室后壁局限外凸，大小约32×19mm，可见反向运动，未见血栓样回声，室间隔与左室后壁不厚，房、室间隔连续未见中断。室间隔下2/3、左室后壁及左室前壁、心尖部室壁变薄，心内膜回声增强，运动减低，余室壁运动欠协调，搏幅减低。主动脉根部回声增强，搏幅减低，重搏波消失，肺动脉内径正常。

主动脉瓣活动启闭正常。二尖瓣开放尚可，关闭不拢。三尖瓣开放尚可，关闭不拢，肺动脉瓣活动启闭正常。

M型二尖瓣呈双峰，E峰大于A峰，E-E间期不等。

心包腔未见积液。

彩色及频谱多普勒特征：二、三尖瓣心房侧见蓝杂色返流束，长约5.3和5.2厘米，面积约7.3和4.3平方厘米，TR返流速度273cm/s，返流压30mmHg，TR法估测肺动脉收缩压约35mmHg，余瓣口未见异常血流信号。房、室水平未见异常分流。二、三尖瓣频谱为双峰，且二、三尖瓣口A峰>E峰。

TDI：二尖瓣环Am/Em >1，IVRT 延长。

超声提示

PCI术后

节段性室壁运动异常

左室后壁室壁瘤形成

主动脉硬化：左心增大

二尖瓣中度关闭不全；三尖瓣轻度关闭不全

肺动脉高压（轻度）

左心功能减低（Simpson法估测：LVEF45%）

心律失常

图4-24B　术前心脏超声检查

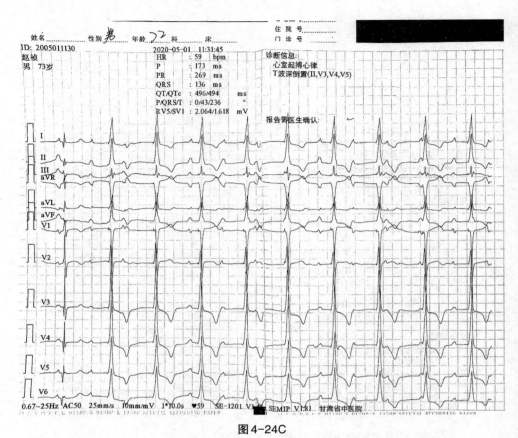

图4-24C

术后心电图：VVI起搏，房室同步丧失

[病例解析]

心衰合并高度房室传导阻滞起搏时首选双腔起搏，既要满足房室同步，也要满足心室同步。该患者由于经济原因，选择了单腔起搏，对远期预后是不利的。

病例25：

患者，男性，79岁，主要"头晕，心悸，乏力11个月，加重2天"入院。有"骨髓异常增生综合征"，"贫血"病史。完成基础后诊断为病态窦房结综合征，行HIS心起搏治疗。

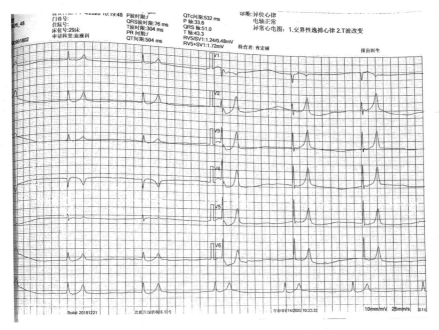

图4-25A　术前心电图：交界区逸搏心律

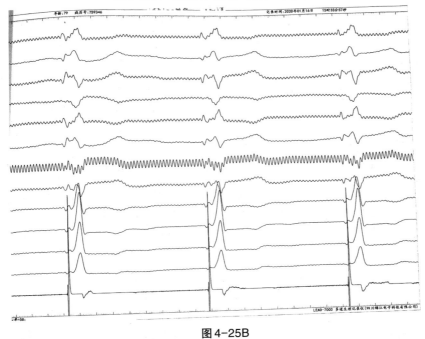

图4-25B

术中标测和起搏心电图。起搏QRS与自身QRS完全一致，起搏信号与QRS之间有等电位线，位选择性HIS起搏

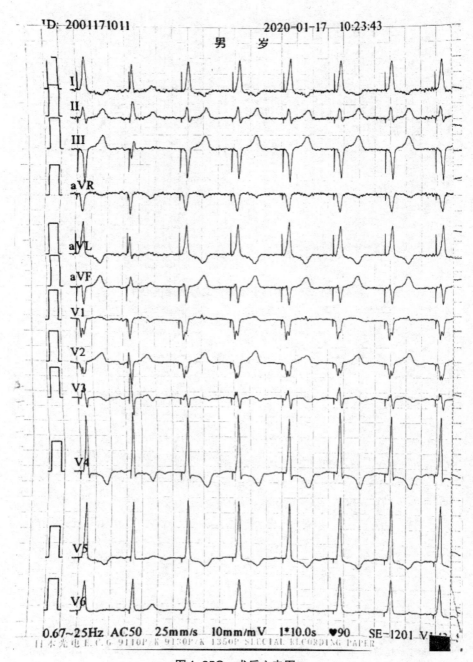

男　岁

0.67~25Hz　AC50　25mm/s　10mm/mV　1*10.0s　♥90　　SE-1201 V

图4-25C　术后心电图

病例26：

患者，女，68岁，反复晕厥1个月住院。高血压病史20年。入院后在病房发生晕厥一次，动态心电图记录晕厥时窦性停搏11s。完善基础检查后行起搏治疗。起搏术式：DDD，希氏束起搏。

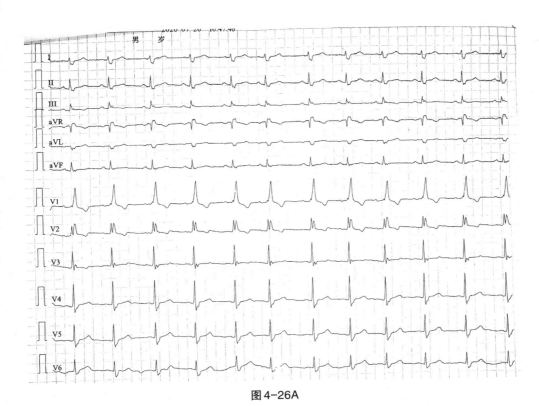

图4-26A

术前心电图：窦性心律，完全性右束支传导阻滞

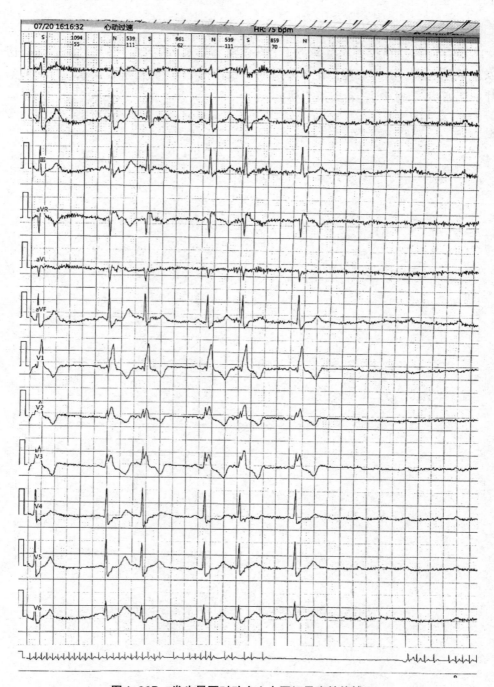

图4-26B　发生晕厥时动态心电图记录窦性停搏11s

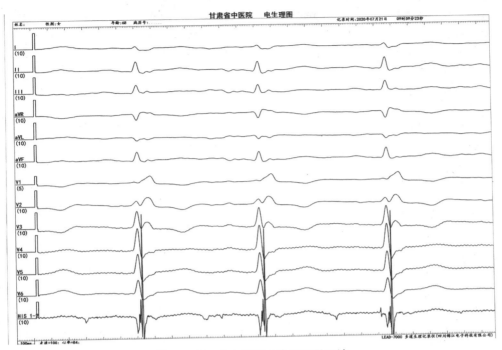

图4-26C 术中标测心电图可见H波

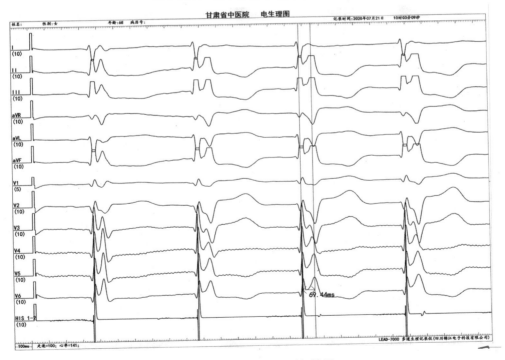

图4-26D 3830旋入后起搏图

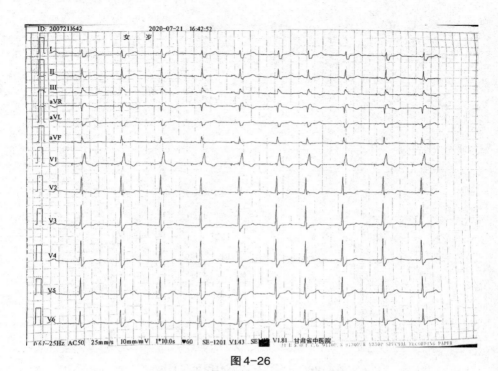

图 4-26

术后心电图：AAI起搏时完全性右束支阻滞如术前

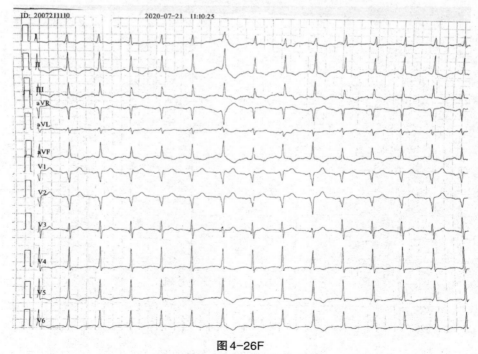

图 4-26F

术后心电图，磁铁频率，希氏束起搏时完全性右束支传导阻滞被纠正

[病例解析]

希氏束起搏纠正右束支传导阻滞的理论基础仍然是"希氏束纵向分离理论"，即当起搏位点在HIS内跨越病变时即可纠正右束支传导阻滞，其与希氏束起搏纠正左束支传导阻滞是一样的道理。

病例27：

患者，男，81岁。反复胸闷、气短3年，加重1个月，以"心包积液"收住。入院心电图："2:1房室传导阻滞"。完善基础检查后行希氏束起搏。

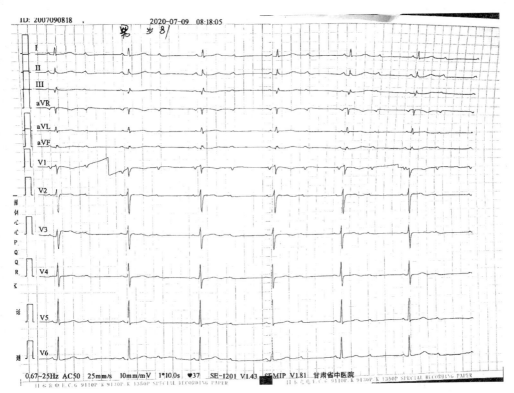

图4-27A

入院前心电图：2:1房室传导阻滞

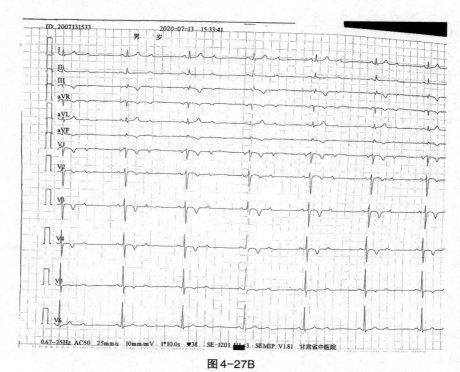

图 4-27B

术前心电图：2:1 房室传导阻滞，T 波改变

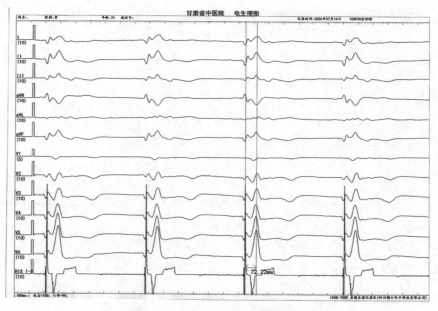

图 4-28C　3830 电极固定后起搏图

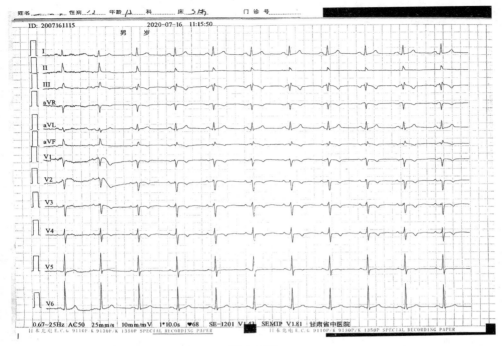

图4-27D

术后心电图：DDD起搏，起搏夺获的QRS波与窦性心律一致，考虑选择性希氏束起搏

[病例解析]

对于高度房室传导阻滞，肯定是心室依赖起搏，当心室的起搏比例大于40%时，选择希浦系统起搏。

病例28：

患者，男，53岁，头晕，气短，黑蒙10日入院。完成基础检查后诊断"高度房室传导阻滞"。拟行希氏束起搏。

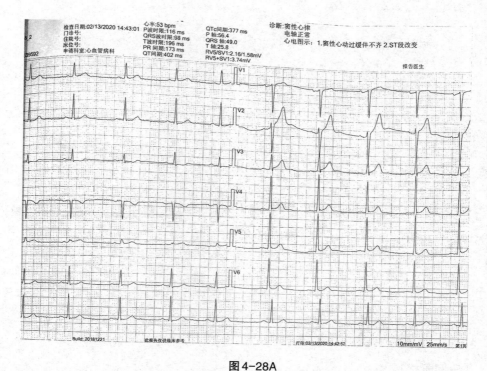

检查日期:02/13/2020 14:43:01　心率:53 bpm　　QTc间期:377 ms　　诊断:窦性心律
门诊号:　　　　　　　　　　　P波时限:116 ms　P 轴:56.4　　　　　　电轴正常
住院号:　　　　　　　　　　　QRS波时限:98 ms　QRS 轴:49.0　　　　心电图示:　1.窦性心动过缓伴不齐 2.ST段改变
床位号:　　　　　　　　　　　T波时限:196 ms　T 轴:25.8
申请科室:心血管病科　　　　　PR 间期:173 ms　RV5/SV1:2.16/1.58mV
　　　　　　　　　　　　　　　QT间期:402 ms　RV5+SV1:3.74mV

报告医生

Build:20181221　　　　此报告仅供临床参考　　　　打印:02/13/2020 14:42:52　　　　10mm/mV　25mm/s　第1页

图4-28A

术前心电图:窦性心律,窦性心动过缓

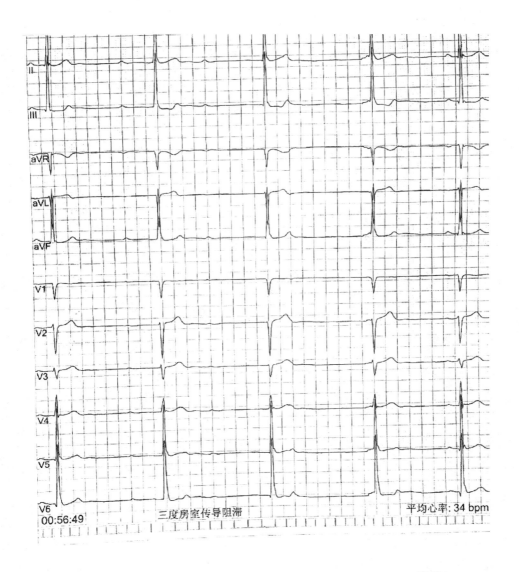

图 4-28B

入院动态心电图：间隙性高度房室传导阻滞

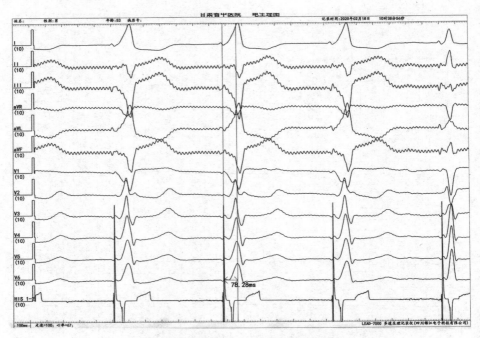

图4-28C　3830电极固定后起搏图

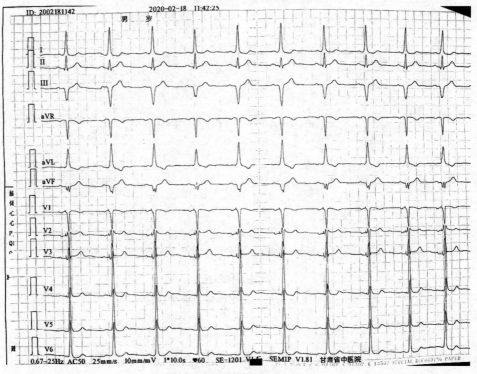

4-28D　希氏束起搏后心电图

病例解析：

高度房室传导阻滞的希浦系统起搏，可以选择希氏束远端起搏，也可以选择左束支区域起搏。术中如果起搏 HIS 的阈值参数理想，就选择 HIS 起搏，起搏 HIS 的阈值参数不理想，就选择左束支区域起搏，左束支区域起搏未成功，就选择右心室流入道深部间隔起搏。

病例29：

患者，女，71岁，"扩张型心肌病"病史3年。入院诊断：扩张型心肌病，心功能Ⅲ级，完全性左束支传导阻滞。完善基础检查后拟行希浦系统起搏。

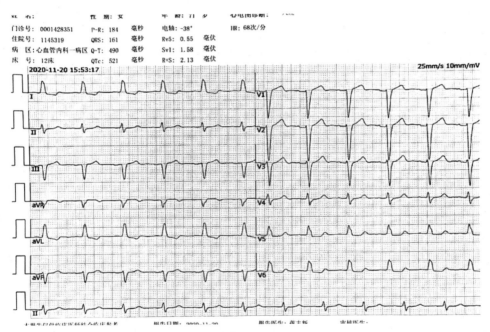

图4-29A

术前心电图：完全性左束支传导阻滞

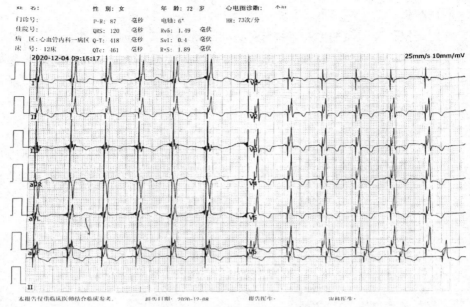

图4-29B　希氏束起搏纠正左束支

病例30：

患者，女，78岁，"扩张型心肌病"病史2年。入院诊断：扩张型心肌病，心功能Ⅲ级，完全性左束支传导阻滞。完善基础检查后拟行希浦系统起搏。

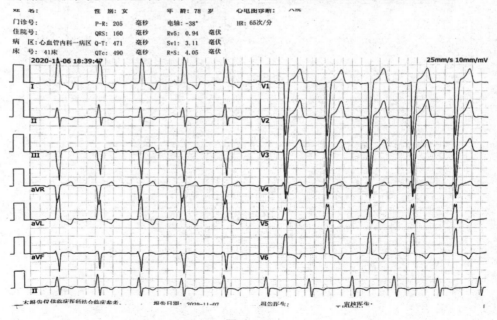

图4-30A

术前心电图：完全性左束支传导阻滞

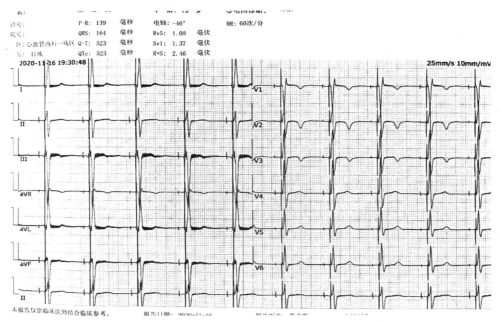

図4-30B 左束支起搏纠正完全性左束支传导阻滞

[病例解析]

病例29和病例30经同意引自南京医科大学第一医院。扩张型心肌病，心力衰竭，完全性左束支传导阻滞。分别采用希氏束远端起搏和左束支区域起搏纠正完全性左束支传导阻滞，纠正左心室电不同步和机械不同步，改善心功能，是目前希氏–浦肯野起搏最佳适应证。由于其易行，安全，有效，经济，大有替代CRT的趋势。是将希氏束"纵向分离理论"用到临床实践中的具体体现。随着临床病例的不断积累，相关临床试验的发表，将会积累更多的证据，证据级别将会进一步提高。

病例31：

患者，男，49岁，"间断胸闷、气短4年余，加重1个月，呼吸困难2h"入院。4年前在外院诊断为"扩张性心肌病"。冠脉造影检查正常。长期口服药物治疗，病情反复。入院心电图：完全性左束支传导。动态心电图：阵发性室性心动过速。UCG：全心扩大，左室射血分数19%。拟行希浦系统起搏。

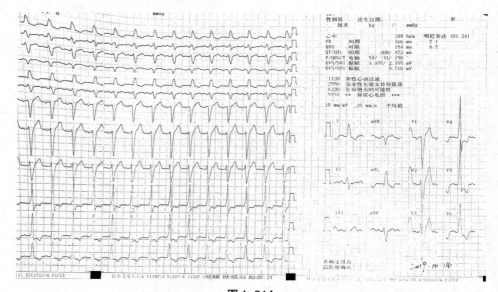

图4-31A

术前心电图：窦性心动过速，完全性左束支传导阻滞

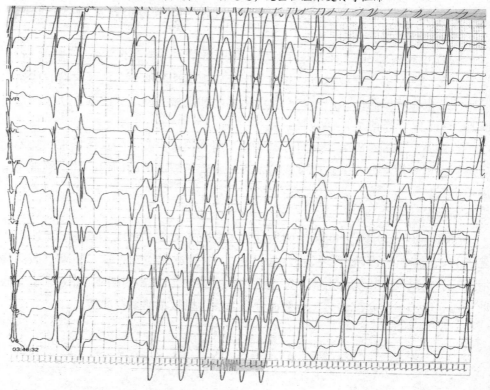

图4-31B

动态心电图片段：阵发性室性心动过速

检查部位	彩超检查(心脏彩超)			仪器	GE ViViD E95

临床诊断　临床病史：
　　　　　临床诊断：

检查影像

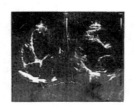

检查参数：

LAD	57 mm	AAD	30 mm	AoR	22 mm	RVOT	30 mm
LA左右	56 mm	LA上下	71 mm	RA左右	39 mm	RA上下	49 mm
MPA	24 mm	RVDd	26 mm	IVSId	10 mm	LVDd	84 mm
LVPWTd	10 mm	IVSTs	11 mm	LVDs	76 mm	LVPWTs	12 mm
IVSE	3 mm	LVPWE	5 mm	LVEDV	380 ml	LVESV	308 ml
EDV-bp	306 ml	ESV-bp	262 ml	FF-bp	14 %	LVEF	19 %
LVr3	9 %	LVSV	72 ml	CO	6.46 L/min	HR	90 bmp
LVMW	532 g	MV-VE	71 cm/s	TV-VE	41 cm/s	AV-Vs	78 cm/s
PV-Vs	57 cm/s						

超声所见

2DE及M型特征：左心扩大，以左室扩大为著，呈球形，左室腔内未见异常回声。室间隔与左室后壁不厚，运动幅度普遍性减低。心脏各结构连续完整。主动脉内径正常，运动幅度减低，肺动脉不宽。

二尖瓣开放幅度小，与扩大的室腔呈"大心腔小开口"样改变，M型曲线呈"钻石样"，EPSS增大，E-E间期不等。主动脉瓣开放尚可，关闭不拢。三尖瓣开放尚可，关闭不拢。肺动脉瓣开放启闭正常。

心包腔未见积液。

彩色及频谱多普勒特征：收缩期二、三尖瓣心房侧见蓝杂色返流束，CW测三尖瓣口最大返流速度272cm/s，压差29mmHg，估测肺动脉收缩压37mmHg。主动脉瓣左室侧见红黄色返流束，超过MVA尖达乳头肌水平，长约 5.4cm，其余各瓣口彩色血流未见异常。房、室水平未见异常分流。二、三尖瓣频谱为单峰，TDI：室壁广泛运动减低。

超声提示

1、左心扩大，以左心室为著
2、左室壁运动普遍减低
3、二尖瓣关闭不全（重度）三尖瓣关闭不全（中度）主动脉瓣返流（ 中度）
4、肺动脉高压（轻度）
5、左室双期功能明显减低（LVEF 14%）
6、心律不齐
　（符合扩张型心肌病超声表现）

记录者　赵晓青　　诊断医师

图4-31C

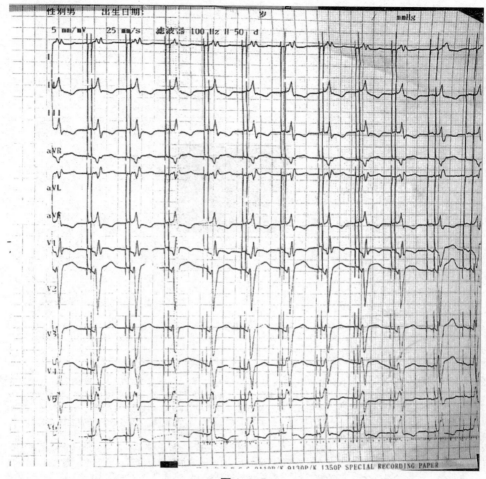

图 4-31D

起搏术后心电图：前10跳A-V间期40ms，后2跳A-V间期120ms。短A-V时，QRS波主要由3830电极起搏激动，长A-V间期时，QRS主要由心房起搏，房室结下传右束支激动，仍然表现为左束支阻滞图形。短A-V时V$_1$、V$_2$导联起始小q波是"假性预激波"，是3830电极预先激动右心室心肌形成，V$_1$、V$_2$导联Rs波是3830电极夺获希氏束所产生的。故考虑该患者起搏为非选择性希氏束起搏，患者室间隔内起搏，没有做到完全纠正左束支的作用，不算非常成功的病例

[病例解析]

该患者的首选治疗是：CRT-D。本例选择左束支起搏未能成功，根据术后心电图考虑是右心室流入道室间隔内起搏。起搏术后增大了β受体阻滞剂的用量，患者的症状改善非常显著。远期疗效需要长期观察。

病例32：

患者，男，74岁，主因"反复胸闷，气短10余年，加重3d，急性加重3h"，

以"心力衰竭"收住。有高血压病史10余年，糖尿病病史3年。入院心电图：窦性心动过缓，QT间期延长，室内传导阻滞（QRS宽度154ms）。动态心电图：窦性心动过缓，阵发性室性心动过速。UCG：左心室扩大 LVEF：43%。BNP：1600pg/ml。诊断：慢性心力衰竭，心功能Ⅳ级（NYHA）。因为心动过缓不能使用β受体阻滞剂治疗。拟行希浦系统起搏后使用β受体阻滞剂等药物治疗。该患者起搏术后1周，临床症状显著缓解。

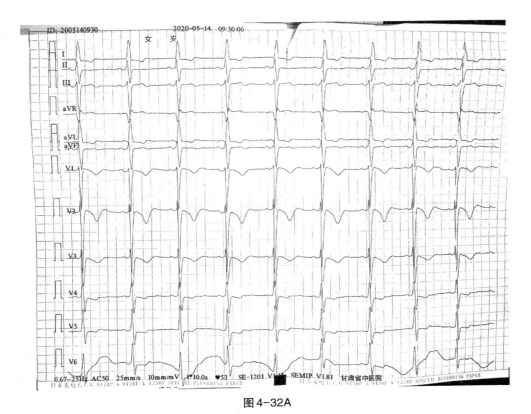

图4-32A

术前心电图：窦性心动过缓，QT间期延长，室内传导阻滞（QRS宽度154ms）

姓　名		性别　男		年龄　74岁		住院号　189729	
临床科室	重症医学科二部	：		来源　住院		床号	06床
检查部位	彩超检查(心脏彩超)					仪器	PHILIPS CX50(1)
临床诊断	临床病史：						
	临床诊断：						

检查影像

检查参数：

LAD	38 mm	AoR	27 mm	RVOT	27 mm	LA左右	44 mm
RA左右	38 mm	MPA	20 mm	RVDd	24 mm	IVSTd	11 mm
LVDd	62 mm	LVPWTd	11 mm	IVSTs	13 mm	LVDs	48 mm
LVPWTs	13 mm	IVSE	6 mm	LVPWE	8 mm	LVEDV	191 ml
LVESV	109 ml	LVEF	43 %	LVFS	21 %	HR	77 bmp
MV-VE	39 cm/s	MV-VA	71 cm/s	MV-VE/VA	0.54	TV-VE	41 cm/s
TV-VA	64 cm/s	TV-VE/VA	0.64	PV-Vs	110 cm/s		

超声所见

2DE及M型特征：左心增大，其余各房室腔形态大小正常。室间隔与左室后壁不厚，房、室间隔连续未见中断。室壁运动欠协调，搏幅减低。主动脉根部回声增强，搏幅减低，重搏波低平，肺动脉内径正常。

主动脉瓣增厚、回声增强，开放尚可，关闭不拢。二尖瓣开放尚可，关闭不拢。三尖瓣活动启闭正常，肺动脉瓣活动启闭正常。

M型二尖瓣呈双峰，E峰大于A峰，E-E间期相等。

心包腔见积液左室侧壁侧方深约12mm。

彩色及频谱多普勒特征：二尖瓣心房侧见蓝杂色返流束，长约3.8厘米，面积约4.1平方厘米，主动脉瓣左室侧见红黄色返流束，超过MVA尖未达乳头肌水平，长约5.2厘米，其余各瓣口未见异常血流信号。房、室水平未见异常分流。二、三尖瓣频谱为双峰，且二、三尖瓣口A峰＞E峰。

TDI：二尖瓣环Am/Em ＞1，IVRT 延长。

超声提示

1、左心增大；主动脉硬化

2、主动脉瓣钙化伴中度关闭不全；二尖瓣轻度关闭不全

3、左心功能不全不全（LVEF：43%）

4、心包积液（少量）

记录者	诊断医师

注：超声提示仅供临床参考，医师签字有效。

图4-32B　术前UCG

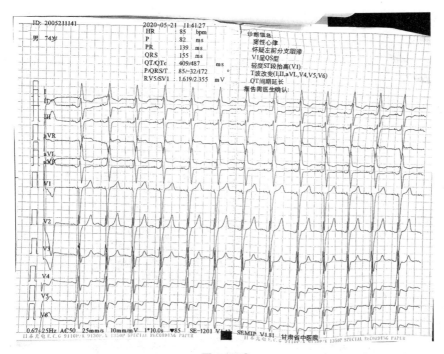

图 4-32C

术后心电图：HIS 旁起搏，室内传导阻滞

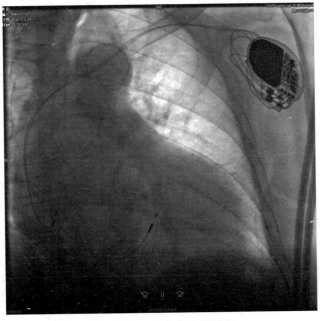

图 4-32D　RAO 位电极位置

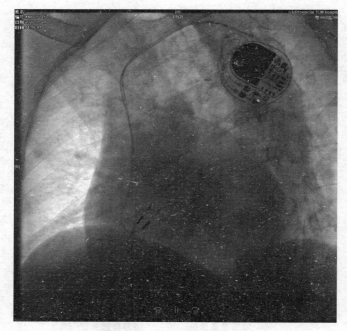

图4-32E LAO位电极位置

[病例解析]

对于慢性心衰合并心动过缓，QT间期延长，室性心动过速，室内传导阻滞或者左束支传导阻滞的患者，使用希浦系统起搏；联合较大剂量β受体阻滞剂治疗，可以取得满意效果。此种情况如果采用右心室心尖部起搏，可能会加重心衰。

（杨宝平　杨莉）

第五章　专家共识

希氏–浦肯野系统起搏中国专家共识

中华医学会心电生理和起搏分会

中国医师协会心律学专业委员会

中华心律失常学杂志，2021，25（1）：10-36.DOI：10.3760/cma.j.cn.113859-20201110-00290

摘　要：希氏–浦肯野系统（希浦系统）起搏包括了希氏束起搏（HBP）和左束支起搏（LBBP），是生理性的心室起搏方式，相比传统的右心室起搏可获得更好的电和机械同步性，已得到越来越多的临床证据支持。近年来，国内外相继开展了希浦系统起搏，尤其是国内原创的LBBP，因参数更理想、操作更简单，弥补了HBP的不足，引起广泛关注且发展迅速。但作为新技术，希浦系统起搏仍处在起步阶段，其定义、操作、适应证及程控设置尚无统一标准。中华医学会心电生理和起搏分会与中国医师协会心律学专业委员会共同倡导并组织专家撰写了此共识，旨在指导医生更好地理解和运用此技术，更加安全、有序地促进希浦系统起搏在国内的发展。

一、前言

传统心室起搏导线置于右心室心尖部及其周围，操作简单。右心室起搏（RVP）在缓慢性心律失常治疗中的长期安全性和疗效都已得到证实。但CTOPP研究[1]、MOST研究[2]及UKPACE研究[3]发现长期的高比例右心室心尖部起搏可造成心室收缩不同步，增加发生心力衰竭（心衰）和心房颤动（房颤）的风险。

随着主动固定导线的问世，右心室间隔部起搏成为可能并得到广泛应用，但右心室间隔部起搏是否更具生理性仍存在争议。Tse等[4]的研究结果显示，右心室间隔部起搏与心尖部起搏相比，能增加6 min步行距离，改善左心室功能，并能逆转长期心尖部起搏导致的心功能降低。然而，Kypta等[5]的研究表明：右心室间隔部起搏在保持心功能方面并不优于心尖部起搏，并不能减少RVP不同步导致的心衰。临床试验及荟萃分析显示右心室间隔部起搏可能与右心室心尖部起搏一样会导致心室收缩不协调，诱发或促进心衰的发生[6, 7]。BLOCK HF研究显示，对于起搏依赖且心功能受损的患者，双心室起搏（BVP）对比RVP能降低死亡及心衰发生率，改善生活质量[8]。

希氏束起搏（His bundle pacing，HBP）这一概念很早就已经被提出，它通过直接刺激希氏束使心脏电活动主要通过希氏-浦肯野纤维系统（希浦系统）传导来同步激动心室。1969年Scherlag等[9]首次经静脉途径通过导管记录到希氏束电位。1970年Narula等[10]首次在人体实现了用多极导管经心内膜在三尖瓣隔瓣上房室交界区行临时性HBP。2000年，Deshmukh等[11]在临床上首次将永久HBP成功用于12例慢性房颤伴心功能不全行房室结消融后植入心脏起搏器的患者。

早期研究采用塑形钢丝结合主动固定导线在标测导管的帮助下实现定位和固定。2004年以后Select Secure™系统运用于临床，实心的主动固定导线（3830导线，美国美敦力公司）配合专用的递送鞘（C304/C315）促进了HBP的发展[12, 13, 14]。一项关于永久HBP的荟萃分析显示，HBP植入成功率由无传送鞘时代的54.6%提高到由鞘管导入导线（3830导线）的92.1%，随访起搏参数稳定，但仍需更多的数据来判断这些患者的长期预后[13]。Abdelrahman等[15]的近期研究结果显示在慢心室率需起搏患者中，HBP组患者一级终点事件（死亡、心衰再住院及升级至BVP）显著低于RVP组，特别是心室起搏比例>20%的亚组患者。首个随机对照研究His-SYNC试验结果显示在心脏再同步治疗（CRT）适应证患者中，和双心室同步起搏相比，HBP可获得更好的电学同步性，并有获得更好的左心室射血分数（LVEF）提升趋势[16]。

国内学者在HBP临床研究方面做出了重要贡献。2017年，Huang（黄伟剑）等[17]发表了关于HBP用于房颤合并心衰行房室结消融患者，平均20个月的随访显示LVEF和心功能（NYHA分级）得到明显改善。Zhang（张金龙）等[18]和王垚等[19]证实选择性HBP（selective His bundle pacing，S-HBP）及非选择性HBP（nonselective His bundle pacing，NS-HBP）均可保持正常的电及机械同步性。Huang等[20]的一项平均随访37个月的研究显示，HBP纠正典型左束支传导阻滞（LBBB）后患者心功能得到明显改善。然而，HBP存在植入时起搏阈值偏高、远期有一定比例的阈值升高、植入位点未跨越阻滞部位等缺陷，使其难以广泛应用于所有起搏适应证和CRT适应证患者，尤其是对于阻滞部位在希氏束以下或更远端的患者[21, 22]。Su（苏蓝）等[23]提出的双导线法、远端深拧技术和稳定性评价方法及Gu（顾敏）等[24, 25]采用的三尖瓣下造影指导希氏束远端起搏定位，可获得更低的起搏阈值及更高的植入成功率。

2016年，Mafi-Rad等[26]在人体上开展了经静脉途径从右心室穿刺室间隔行左心室间隔部位起搏技术。Huang等[27]在2017年首次提出了经静脉、穿间隔、间隔内的左束支起搏（left bundle branch pacing，LBBP）技术，随访1年发现LVEF改善，LBBP阈值稳定。随后，Chen（陈柯萍）等[28]发现，相比RVP、LBBP的QRS时限更窄且起搏参数同样稳定。Huang等[29]、Chen等[30]、Zhang（张澍）等[31]发表了关于LBBP技术的总结性文章，对LBBP的发展、定义、参数、手术步骤等做了系统介绍，对LBBP目前的发展现状做了阶段性总结。2019年吴圣杰等[32]和Zhang（张魏巍）等[33]的研究表明：LBBP可用于传统CRT适应证（LVEF减低、完全性LBBB）的患者，其可行性与临床疗效得到初步证实。2020年首个国内多中心观察性研究发表，进一步证实LBBP能够恢复LBBB患者的电学同步性，改善心衰患者心脏结构和功能[34]。Hua（华伟）等[35]、Wu（吴圣杰）等[36]及Li（李晓飞）等[37]研究发现，LBBP参数优于HBP，临床预后与HBP相似，但均优于传统的BVP。Chen（陈学颖）等[38]建立了LBBP的犬动物模型，从解剖学上证实导线在室间隔的部位和深度及其与左侧传导系统的相对位置。相信随着LBBP相关研究的进一步开展，未来其必将成为生理性起搏的又一选择。

自2012年中国开展HBP的临床工作，希浦系统起搏已在国内多家中心开展，特别是LBBP技术[39]。据不完全统计，至2019年全国共有近500个中心开展希浦系统起搏，累计植入超过20 000例。希浦系统起搏方面的临床研究蓬勃开展，2019年国内发表希浦系统起搏领域的论文100余篇，其中LBBP的研究占80%。

2018年，首个《希氏束起搏国际专家建议》发表[40]。该建议围绕不同类型的HBP给出详细和明确的定义，对适应证的选择、阈值要求以及门诊随访和培训管理提供了全方位的意见和指导。随着希浦系统起搏的深入和临床广泛应用，希浦系统起搏也被纳入相关专家指南和共识。2018年《美国心脏病学会（ACC）/美国心脏协会（AHA）/美国心律学会（HRS）心动过缓和心脏传导延迟患者评估和管理指南》中首次纳入HBP[41]。《中国心力衰竭诊断和治疗指南2018》也加入了关于HBP适应证的内容[42]。《2019欧洲心脏病学会（ESC）室上性心动过速指南》将导管消融和药物治疗无效的心动过速性心肌病行房室结消融联合起搏（BVP或者HBP）作为Ⅰ类推荐[43]。尽管如此，HBP尚处于起步阶段，需开展大规模临床试验证实其近期及远期疗效，尤其是对生存率和心衰住院率的影响。

对于希浦系统起搏技术尤其是LBBP，国内各个中心在技术操作和标准上尚未统一，适应证的掌握等亟需规范。本共识旨在帮助医生在临床实践中更好地理解和应用希浦系统起搏技术，建立统一的希浦系统起搏定义和标准操作流程，更好地为广大患者服务。

二、希氏-浦肯野系统起搏的定义、植入流程和参数要求

(一)希氏束起搏

1. HBP 的定义

目前国际相对公认的命名和定义是以《希氏束起搏国际专家建议》为基础，根据刺激信号与腔内 V 波之间是否有等电位线，比较 S-QRS 与 H-QRS 间期，比较起搏与自身 QRS 波形态进行综合判断。S-HBP：希氏束阈值低于周围心室肌阈值时，低输出能量起搏只夺获希氏束，未直接夺获局部心室肌。NS-HBP：起搏同时夺获希氏束及周围心室肌。S-HBP 和 NS-HBP 的起搏心电图特征见图 5-1；根据传导系统是否存在病变及纠正与否进行分类，特征见表 5-1。

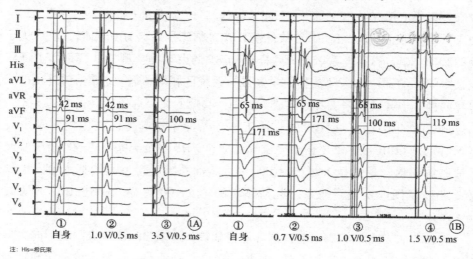

注：His=希氏束

图 5-1

选择性和非选择性希氏束起搏的心电图特征：

1A：①自身 QRS 时限 91 ms，HV 间期 42 ms；②输出 1.0 V/0.5ms 时为选择性希氏束起搏（S-HBP），SV 间期和 HV 间期相等；③输出 3.5 V/0.5ms 时为非选择性希氏束起搏（NS-HBP）。1B：①自身 QRS 完全性左束支传导阻滞（LBBB）图形，时限 171 ms，HV 间期 65 ms；②输出 0.7 V/0.5ms 时为 S-HBP，但未纠正 LBBB，QRS 时限 171 ms，HV 间期 65ms；③输出 1.0 V/0.5ms 纠正 LBBB，HV 间期 65 ms，为 S-HBP 并纠正 LBBB，QRS 时限 100 ms；④输出 1.5 V/0.5ms 时为 NS-HBP，起搏 QRS 时限 119 ms。

表5-1 希氏束起搏的分类及标准

分型	正常QRS波	宽QRS波（束支传导阻滞）	
		夺获希氏束未纠正束支阻滞	纠正束支阻滞
选择性希氏束起搏（无直接夺获局部心肌）	S-QRS$_{onset}$= H-QRS$_{onset}$，存在等电位线；QRS波前无Δ波；	S-QRS$_{onset}$≤H-QRS$_{onset}$，存在等位线；QRS波前无Δ波	S-QRS$_{onset}$ ≤ H-QRS$_{onset}$，存在等电位线；QRS波前无Δ波；
	起搏QRSd=自身QRSd；	起搏QRSd=自身QRSd；	起搏QRSd<自身QRSd；
	单一阈值：希氏束夺获阈值	单一阈值：希氏束夺获阈值	2个阈值：夺获阈值及纠正阈值
非选择性希氏束起搏（同时直接夺获局部心肌）	S-QRS$_{onset}$<H-QRS$_{onset}$，腔内有或无等电位线（通常无等电位线，但S-QRS$_{end}$=H-QRS$_{end}$）；	S-QRS$_{onset}$<H-QRS$_{onset}$，有或无等电位线（通常无等电位线）；	S-QRS$_{onset}$<H-QRS$_{onset}$，有或无等电位线（通常无等电位线，S-QRS$_{end}$<H-QRS$_{end}$）；
	QRS波前可见Δ波；	QRS波前可见Δ波；	QRS波前可见Δ波；
	起搏QRSd>自身QRSd；	起搏QRSd>自身QRSd；	起搏QRSd≤自身QRSd；
	2个阈值：希氏束夺获阈值，局部心肌阈值	2个阈值：希氏束夺获阈值，局部心肌阈值	3个阈值：希氏束夺获阈值、束支传导阻滞纠正阈值及局部心肌夺获阈值

注：S=起搏信号；H=希氏束；Δ波=预激波；QRSd=QRS时限；QRS$_{onset}$=QRS波起始；QRS$_{end}$=QRS波终末

S-HBP或NS-HBP是由夺获传导束和周边心室肌的阈值差异导致的。急性期导线固定导致传导束损伤，慢性期导线周围瘢痕形成以及传导束病变的进展都可能影响夺获传导束的阈值。

在2018年《希氏束起搏国际专家建议》中，按正常QRS时限和宽QRS时限分类描述HBP的心电图特征。无传导束病变的患者S-HBP表现为低输出时脉冲和V之间存在分离，且起搏脉冲到V波起始与自身HV间期相等，理论上在12导联体表心电图中起搏QRS波与自身QRS波的形态应该一致，但由于希氏束内纵向分离或传导束之间的传导速度差异等原因导致起搏图形与自身形态存在细微差别；升高输出后非选择性起搏同时夺获了希氏束和周边心肌，QRS波前方可见Δ波，伴等电位线消失，测量起搏脉冲至QRS波终末与自身的希氏束电位至QRS波终末的间期一致。在束支传导阻滞的宽QRS波患者中除上述特点外，还会出现纠正束支阻滞后QRS波的形态变化：QRS波变窄或至完全正常（包括宽度和/或电轴的纠正）。因此存在夺获传导束和纠正传导束阻滞两个阈值（表5-1）。

根据起搏部位可分为希氏束房侧或室侧起搏（图5-2）。室侧HBP的优点：①心室波感知更好，减少心房远场感知[44]；②起搏能够跨越近端希氏束阻滞部位，较少受传导束病变进展的影响；③室侧夺获希氏束的同时通常能够夺获局部心室肌，起到心室备份起搏的作用。三维标测可显示希氏束从近端到远端室侧的走行（图5-2），有助于判断导线头端与希氏束的解剖关系，以及与三尖瓣环的相对位置[45]。

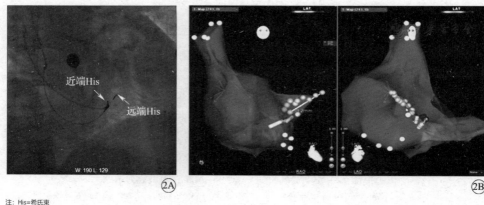

注：His=希氏束

图5-2

希氏束影像图（2A：右前斜30°希氏束近远端透视影像图；2B：希氏束三维标测示意图）。

2. HBP的植入

（1）器械和植入工具：一项纳入26个HBP临床研究的荟萃分析显示，HBP早期经塑型钢丝的方式植入，成功率仅54.6%，而由递送鞘（C304或C315）植入的成功率提高到92.1%，急性期阈值约1.71 V，超过3个月随访的阈值约1.79 V[13]。另一篇荟萃分析中HBP的慢性阈值1.56~1.90 V（在多数研究中的脉宽设定为0.5 ms）[46]。近期发表的单中心研究数据显示，HBP急性夺获阈值为（0.85±0.51）V/0.5 ms，随访1年阈值稳定为（1.03±0.62）V/0.5 ms[23]。上述研究也提示通过技术改进，HBP阈值逐渐降低至可接受水平。

目前临床最为广泛使用的是经鞘导入主动固定导线（3830），具有导电螺旋电极且螺旋不可回缩。近年来，越来越多的新研发植入工具和相关器材面世，包括可调弯的专用鞘（甚至同时可用于三维建模）、右侧入路专用鞘管、可输送普通导线的固定弯鞘以及新型主动固定导线等，便于各种解剖变异和特殊情况下的植入。

多导电生理仪可以同步、完整地记录实时体表心电图和腔内电图。带通滤波器（band-pass filter）通常设置为30~500 Hz，能够记录到希氏束电位及相关损伤电流，调整带通滤波器为0.5~500 Hz可记录到心室或心房损伤电流。起搏分析仪有时也能在电位振幅大时记录到希氏束电位，敏感度低于多导电生理仪。

（2）操作流程：HBP的标准植入流程见图5-3。

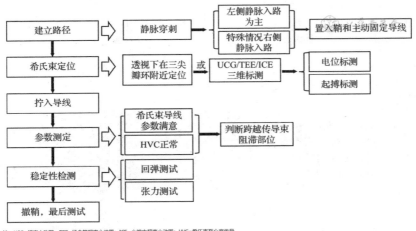

注：UCG=超声心动图；TEE=经食管超声心动图；ICE=心腔内超声心动图；HVC=希氏束至心室传导

图5-3　希氏束起搏导线植入流程

1）静脉入路：目前使用的预塑型递送鞘均设计用于左侧入路进入上腔静脉。部分患者需要从右侧入路植入，可能会因工具原因增加难度，影响成功率，在术前评估时应予充分考虑。

2）置入递送鞘：递送鞘在静脉中均需要导引钢丝送入，避免暴力操作损伤血管和心脏。术者根据影像下房室沟和三尖瓣环的定位帮助判断希氏束的大致位置后，靠近房室交界区逆时针缓慢旋转递送鞘并使头端朝向间隔，再将导线头端送出鞘做进一步标测。

3）希氏束定位

①电位标测：绝大多数患者可用起搏导线直接进行希氏束标测。移动鞘管将导线头端靠近三尖瓣环，同步观察腔内电图上的心房波和心室波大小，电位标测时需要导线头端出鞘，标测到明确的希氏束电位可立即行起搏测试以确认参数是否满意。当起搏导线定位希氏束有困难时也可采用标测电极辅助定位。

②起搏标测：根据影像学初步判断起搏导线在希氏束区域，使用高于自身频率、高电压输出下连续单极起搏，通过起搏的QRS波形态判断是否夺获希氏束。优点是可以迅速确定希氏束的范围，参数满意时即可固定导线。以下情况更适合采用起搏标测定位希氏束：房室结以下阻滞或逸搏点位置较低；起搏依赖不适合电位标测。

③其他辅助定位方法：双导线法指导定位（dual-lead method）。Su等[23]报道通过双导线靠近希氏束区域进行交替定位标测，优选参数更佳的一根作为最终保留导线，另一根导线可移做心房起搏。优势在于提高整体手术效率，特别是针对

房室结消融，完全性LBBB需纠正或阈值要求更高的患者。第1根导线如果参数不满意，先保留为路标，根据具体解剖特征选择适合的鞘管送入第2根导线，在周边区域寻找更好的起搏位点。三尖瓣瓣环下造影指导希氏束定位：Gu等[24]报道采用三尖瓣瓣环下造影帮助希氏束定位（图5-4）。三维标测[45]和心脏超声（包括心腔内超声心动图、经食管超声心动图和经胸超声心动图）也可以用于指导希氏束定位。

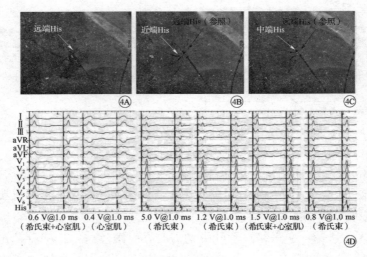

图5-4

三尖瓣瓣环造影指导希氏束近、中、远端导线定位的影像及起搏心电图特点示意图。(4A：起搏希氏束远端，可见低电压起搏首先夺获希氏束周围心肌，高电压同时夺获希氏束和希氏束周围心室肌；4B：起搏希氏束近端，可见高、低电压起搏均仅夺获希氏束；4C：起搏希氏束中段，可见低电压起搏仅夺获希氏束，高电压起搏同时夺获希氏束和希氏束周围心室肌；4D：起搏心电图特点示意图)

4）导线固定：希氏束定位后将导线头端出鞘，保持鞘管稳定并垂直指向间隔，同时顺时针旋拧导线，一次连续旋转不超过4圈，但松开导线后可重复旋转，建议在X线透视下动态观察导线头端位置及鞘是否保持垂直。导线头端固定稳定可靠是HBP阈值长期稳定的保证，因瓣环附近组织致密导线头端深拧比较困难。在旋转起搏导线时单极起搏阻抗逐渐升高，提示导线头端有效地拧入；也可在左前斜位通过鞘内造影显示头端进入心内膜下的大致深度。术中记录到希氏束的损伤电流（current of injury，COI），测试即刻阈值偏高，在损伤电流减轻或消失后阈值会随之下降。Vijayaraman等[47]和Sato等[48]报道，37%~45%的患者出现COI，与低夺获阈值相关，提示COI可能是由于电极接触到希氏束引起，但机制还未完全明确。

5）导线固定测试

①回弹测试（rebound test）：当导线固定后再顺时针旋转2~4圈，片刻后松开导线，表现为尾端会逆时针回弹相同圈数。

②张力测试（slack test）：退鞘至心房后调整导线张力，调整导线在不同张力下阈值增高幅度<0.3 V/0.5 ms，腔内电位振幅不变，则提示导线固定良好。

如果上述检测后发现异常，建议重新固定。

6）参数测试

①测试内容：希氏束夺获、传导束阻滞纠正和心室肌夺获阈值、R波振幅、起搏阻抗和希氏束-心室传导（His-ventricular conduction，HVC）等。

②测试方法：建议在固定前、撤鞘前、导线固定后以及连接起搏器后进行单、双极参数测试。测试起搏频率高于自身心率10~20次/分以实现有效夺获。HVC测试方法是高于阈值（0.3~0.5）V/0.5 ms的输出以>130次/分频率起搏能保持希氏束-心室1∶1下传提示希氏束到心室传导正常。

③参数要求：2018年《希氏束起搏国际专家建议》提出，在非起搏依赖的患者中希氏束夺获阈值应低于2.5 V/ms，起搏依赖患者除了传导束阈值外，应有较低的心室肌夺获阈值作为自身备份[40]。考虑到HBP导线的长期稳定性和安全性，避免阈值升高引起失夺获等安全问题，建议在房室传导阻滞（AVB）患者中采用更严格的标准，即希氏束夺获阈值<2.0 V/0.5 ms，并确认跨越传导阻滞部位，HVC≥130次/min。

7）撤鞘：推荐使用配套的一次性切开刀，在X线透视下撤鞘。操作中应注意撤鞘前排除导线间相互缠绕，将鞘管后撤，保持导线自然的适度张力，并释放鞘内的导线扭力，确定止血阀完全切断，固定切鞘刀直至完全撤完鞘。撤鞘后调整合适的导线张力。

3．HBP操作相关并发症

（1）术中损伤右束支：房侧HBP损伤右束支的概率小，而远端室侧导线标测和固定过程中有可能损伤右束支。如果导线跨越三尖瓣，结合电生理检查如有以下表现可能是右束支区域：①腔内电位到V波的间期<35 ms；②起搏形态呈选择性或非选择性右束支起搏图形。避开在损伤右束支的部位固定导线，以免造成永久性右束支损伤。在完全性LBBB的患者中，右束支损伤会导致完全性AVB，建议先行保护性右心室临时起搏。

（2）阈值升高：荟萃分析显示HBP夺获和纠正LBBB的阈值有升高趋势[13, 49]。导致HBP阈值升高的可能原因包括起搏未能跨越阻滞位点、导线固定不稳定、自身传导束病变进展等，导线改到远端部位并深部固定可有效解决远期阈值升高问题。

（3）感知异常：通常房侧HBP容易发生感知低下、交叉感知等问题，在术中将导线更换到远端室侧起搏位置可能解决，术后针对上述问题的解决方法详见"起搏参数设置"。

（二）左束支起搏

1.LBBP的定义

LBBP指经静脉穿室间隔起搏夺获左侧传导系统，包括左束支主干或其近端分支，通常在较低输出下能同时夺获左侧心室间隔心肌。

2.LBBP夺获左侧传导系统的电学特征[29, 30, 50]

（1）起搏形态：LBBP时因左心室激动早于右心室，故起搏形态呈右束支阻滞（RBBB）图形，但起搏形态还取决于导线的具体位置，如左前分支或左后分支区域、合并存在的传导系统疾病、起搏极性、起搏输出等。

（2）左束支电位（Po$_{LBB}$）：经左束支激动下传的患者，如窄QRS或RBBB者，理论上都能记录到Po$_{LBB}$，Po$_{LBB}$-V间期一般为20~30 ms，可伴有COI[29, 30, 50, 51]。而在LBBB时常规方法不能记录到提前于V波的Po$_{LBB}$，此时通过HBP恢复左束支传导、出现窄QRS或RBBB形态的早搏或逸搏时，可以记录到Po$_{LBB}$（图5-5）。目前文献报道记录到电位的阳性率差异较大（26.7%~80%）[52]，可能与入选的患者类型、方法学及定义不同有关。记录到Po$_{LBB}$说明导线在左束支区域，起搏是否夺获左束支及其近端分支还取决于起搏输出。

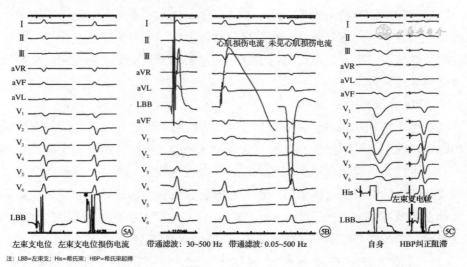

左束支电位　左束支电位损伤电流　　　带通滤波：30~500 Hz　带通滤波：0.05~500 Hz　　　自身　HBP纠正阻滞

注：LBB=左束支；His=希氏束；HBP=希氏束起搏

图5-5

左束支起搏的电位及损伤电流。[5A：左束支电位及损伤电流（*）；5B：电生理仪设定不同带通滤波时有无心肌损伤电流的腔内电图；5C：自身为左束支传导阻滞（LBBB）时腔内未记录到左束支电位，HBP纠正时LBB电位出现（5C中箭头所示）]

（3）脉冲-左心室达峰时间（stimulus to left ventricular activation time，Sti-LVAT）：即起搏脉冲到R波顶峰的时间，通常测量$V_5 \sim V_6$导联，反映起搏脉冲到左心室侧壁除极的时间间期。左束支夺获时会出现达峰时间突然缩短，并且在不同输出时保持最短和恒定（图5-6），达峰时间范围在65~80 ms[29, 30, 31, 51, 53]。

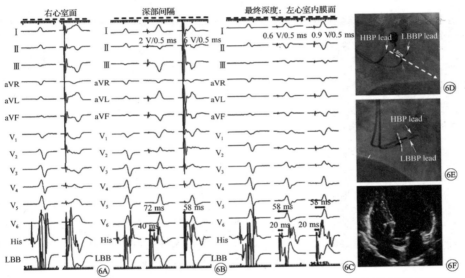

图5-6

左束支起搏的心电图及影像学表现。（6A：旋入导线前在右心室面起搏时的心电图及腔内电图；6B：导线在深部间隔起搏时的心电图及腔内电图，在输出6 V/0.5 ms起搏夺获左束支时使sti-LVAT从72 ms突然缩短至58 ms，提示6 V/0.5 ms起搏时夺获左束支；6C：导线到达左心室内膜面起搏时的心电图及腔内电图，0.6 V/0.5 ms起搏时为S-LBBP，0.9 V/0.5 ms起搏时为NS-LBBP，Sti-LVAT均为58 ms，同时均能在希氏束导线部位记录到逆传电位，且脉冲与逆传电位的间期短为20 ms；6D：右前斜30°影像显示LBBP导线位于希氏束与心尖部连线上；6E：左前斜35°影像显示LBBP导线在间隔内的深度；6F：超声心动图显示LBBP导线在间隔内的深度）

（4）选择性和非选择性LBBP（S-LBBP/ NS-LBBP）：S-LBBP指起搏仅夺获

左束支，可见腔内起搏脉冲与V波之间存在分离，起搏心电图为典型的RBBB图形，即V$_1$导联呈"M"形或rsR′型，R′波宽且有切迹，同时I、V$_5$、V$_6$导联S波深宽伴有切迹。当输出电压增高时出现NS-LBBP，即起搏同时夺获左束支和其周边的间隔内膜心肌，腔内电图起搏脉冲与V波之间不存在分离，起搏心电图RBBB图形不如上述S-LBBP典型，V$_1$导联呈QR型，R波与I、V$_5$、V$_6$导联的S波变窄。虽然S-LBBP和NS-LBBP体表和腔内电图存在差异，但是其Sti-LVAT是相同的，在不同输出时保持最短和恒定（表5-2，图5-6）[29, 50]

表5-2 选择性左束支起搏与非选择性左束支起搏的电学特征[50]

电学特征	S-LBBP	NS-LBBP
起搏夺获组织	近端左侧传导系统	近端左侧传导系统及局部心肌
起搏QRS形态	RBBB	RBBB
V$_1$导联	M型或rsR′、R′波且有明显切迹	QR、R波相对窄小
I、V$_5$、V$_6$导联	S波深宽有明显切迹	S波相对窄小
起搏脉冲与V波之间存在分离	有	无
脉冲-左心室达峰时间	最短和恒定	最短和恒定

注：S-LBBP=选择性左束支起搏；NS-LBBP=非选择性左束支起搏；RBBB=右束支传导阻滞

3.LBBP的临床诊断标准[29, 54]：

起搏导线位于左束支区域，通常可记录到左束支电位。起搏QRS波呈RBBB图形，并符合下列两条之一，临床上可确定为LBBP：①Sti-LVAT在输出增高时突然缩短（≥10 ms）；②出现S-LBBP。需要说明的是，在左束支夺获后且远端无病变情况下，如继续增高输出，Sti-LVAT保持最短和恒定。LBBP与左心室间隔部起搏（left ventricular septal pacing，LVSP）的特征比较见表5-3。

表5-3 左束支起搏与左心室间隔部起搏的特征比较

特征	LBBP	LVSP
直接夺获的组织	左束支及分支近端，可伴心室肌夺获	左心室间隔心肌
RBBB的起搏形态	总是	有时
电极头端位置	近端左束支区域	左心室间隔
电极头端深度	左心室间隔心内膜下	深度不确定
左束支电位	通常有	通常无
脉冲-左心室达峰时间	短而恒定	长且多变
高低输出脉冲-左心室达峰时间骤变	有	无
选择性传导束夺获	常有	无
左束支直接夺获证据	有	无

注：LBBP=左束支起搏；LVSP=左心室间隔部起搏；RBBB=右束支传导阻滞

4.LBBP 的操作步骤

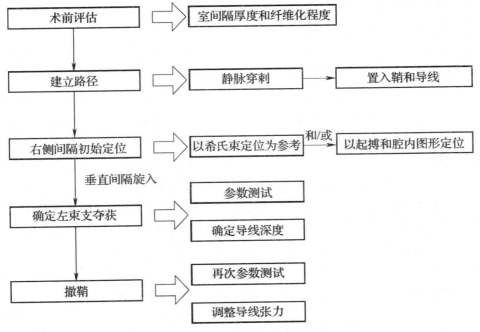

图5-7　左束支起搏操作的流程图

（1）术前评估及准备：术前可行超声心动图或心脏磁共振（MRI）检查，了解室间隔厚度、是否存在瘢痕、心脏是否有转位、各心腔大小（特别是右心房）及三尖瓣反流程度等，有助于 LBBP 导线植入。根据体表心电图判断 AVB 和束支传导阻滞的特征，初步制订希浦系统起搏的策略。对 LBBB 的患者，操作过程可能导致右束支损伤而引起完全性 AVB，故行 LBBP 导线植入前需有备用心室起搏。静脉入路的选择、使用的导线和鞘管等同 HBP，详见"HBP 的植入"部分。

（2）LBBP 右心室间隔面的初始定位：左束支位于三尖瓣、无冠窦与右冠窦之间，在室间隔偏后部分分为左前分支、左后分支，其分布范围广，呈网状结构，且彼此之间互相交通形成浦肯野纤维网，因此起搏靶点区域宽[38, 55, 56]。在右前斜位，LBBP 右心室间隔面的初始位置在希氏束远端与心尖部连线上，距希氏束 1~2 cm 范围内。对于正常大小的心脏，国内学者报道在 X 线影像下粗略定位可判断 LBBP 植入区域[57, 58]，但对于心脏转位或心脏明显扩大者，仍建议根据希氏束的位置精准定位。在 LBBP 导线初始旋入部位起搏通常 V_1 导联呈"W"形，顿挫在 QRS 底部（图5-6）。对于复杂的病例，可使用双导线法提高成功率或者获得左束支夺获的直接证据（图5-6）。亦可根据鞘内造影或使用心腔内超声心动图[59, 60]或三维标测[61]等方法来帮助定位。

（3）导线的深拧：输入鞘到达右心室间隔面LBBP起搏的初始区域后，逆时针旋转鞘管保持导线头端垂直于室间隔并提供足够的支撑力便于导线拧入室间隔。操作应"先快后慢"以成功突破间隔内膜并避免穿孔，可用单手或者双手法，快速旋转导线每次不超过3~4圈，然后松开导线并再次重复。在旋入过程中会发现：①V₁导联上的起搏QRS波底部的顿挫会逐渐上移到QRS波的终末，直至出现终末部分的R′波，即起搏形态由LBBB变为RBBB图形；②单极起搏阻抗先逐渐增高后逐渐下降；③影像上看到导线位置变化出现支点运动（Fulcrum征）[29]，即导线植入室间隔内的部分保持相对固定，而其余部分则在心腔内随心脏收缩而摆动，两者产生不同的运动方式，可用于判断导线进入室间隔的深度；④快速拧入过程中可出现与起搏形态类似的室性早搏（室早），可用于判断导线位置，当导线旋入困难时，要注意排除鞘管变形，鞘未垂直于间隔面导致支撑力不足，导线头端瓣叶、内膜或心肌组织嵌顿、螺旋损坏，局部瘢痕等问题。

（4）参数测试：术中操作，当导线仅头端出鞘时，只能用单极进行参数测试。当导线头端旋入间隔深度6~8mm，或起搏形态呈RBBB图形，或出现RBBB图形的室早，建议进行高、低输出起搏，若高输出起搏能缩短达峰时间则提示导线头端已接近左侧传导系统。此时观察是否有左束支夺获的征象，同时应监测起搏阻抗（单极阻抗应>500Ω），观察有无失夺获及阈值升高，避免导线穿孔至左心室腔内。当左束支夺获阈值满意（通常<1.5 V/0.5 ms），即可停止旋入导线。

（5）导线深度的判断：判断导线头端在室间隔内深度的方法有：①导线头端与支点之间的距离；②左前斜位下通过鞘管造影可直观显示导线头端进入室间隔的确切深度；③术中经胸或心腔内超声心动图测量。

（6）撤鞘：与HBP不同的是，通常不可用回弹试验来判断导线固定良好，因有导致穿孔的可能。在撤鞘时送入导线保持一定张力。再次测定起搏参数并确认导线稳定性。缝扎固定导线时调整合适的张力，避免导线脱位或室间隔穿孔。

（7）在特殊患者中的操作：对于升级、右侧入路、心脏转位、横位心或垂位心、巨大心腔、永存左上腔、大动脉转位[62]等一些特殊患者，可通过鞘管塑形或使用"鞘中鞘"（希氏束鞘外套左心室递送系统）等技术便于鞘操控到位和/或提供更强的支撑力，提高植入成功率。

5.LBBP术中操作相关并发症

（1）束支损伤：因LBBP导线跨过三尖瓣操作，故右束支损伤的发生率高于HBP，偶见左束支损伤[29, 63]。术中操作鞘管和导线应轻柔，避免大幅度扭转鞘管；当导线跨过三尖瓣进入心室时，始终保持导线头端在鞘内操作；避免在有右束支电位的间隔部位旋入导线；LBBB者需有备用心室起搏保护。

（2）导线脱位和间隔穿孔：术中密切监测导线头端在室间隔的深度和阻抗，可减少脱位或穿孔风险。导线拧入过程中阻抗出现下降趋势或单极阻抗<500Ω需评估穿孔风险。有报道导线脱位比例为1%（6/530），穿孔比例为1.7%（9/530，8例术中穿孔，1例术后1个月穿孔）[52]。腔内电图显示是否有心肌损伤电流，对于判断是否穿孔非常有帮助（图5-5）。若确实穿孔则需要重置导线而不能仅回退导线，适当地调整导线张力可避免术后导线脱位（张力不够）或间隔穿孔（张力过多）。

（3）阈值升高：首先，判断起搏部位是否跨越阻滞以及传导系统病变是否会进展，对于减少远期阈值升高非常重要。其次，术中每一步骤监测阻抗、起搏参数和图形，能及时发现导线微脱位[64]。再次，避免在同一部位反复旋入旋出，以致损伤间隔导致导线固定不良而脱位。如果导线旋入过程中阈值有升高，但观察到左束支损伤电流，建议等待和重复测试，而不必盲目更换导线位置。

（4）其他可能的并发症：有个例报道发生室间隔损伤[52]，有起搏导线损坏、冠状动脉损伤等可能的并发症，多与操作不当相关，应注意鞘内造影手法，避免在同一部位反复旋入旋出导线及将导线植入前间隔等，可尽量减少上述并发症的发生。

（三）希浦系统起搏的特殊问题

1.区分传导束与心室肌夺获的方法

当心室肌与传导束夺获阈值非常接近时，可以通过以下方法进行区分[65, 66]。①降低脉宽以达到输出微调；②基于传导束和普通心室肌变时性反应的不同，调整起搏频率或程序刺激改变两者的阈值，来取得传导束夺获或心室肌夺获特征；③不同时间（损伤对阈值的影响消除）多次测试或调整起搏导线深度可得到两者不同阈值。

2.跨越传导束阻滞部位的判断

在AVB和LBBB患者中，起搏位点跨越传导束的阻滞部位是远期阈值低而稳定及起搏安全性的保证（图5-8）。以下征象可用于判断起搏位点跨越传导束的阻滞部位。①在AVB中，腔内电图在V波前记录到传导束电位，与V波之间有正常间期并1：1传导；②输出高于传导束阈值（0.3~0.5）V/0.5 ms，逐渐增加起搏频率达到130次/分，仍保持传导束夺获并1:1下传至心室；③LBBB行HBP时，最低输出夺获传导束即可完全纠正LBBB；或呈RBBB图形，但常可被增高输出纠正。

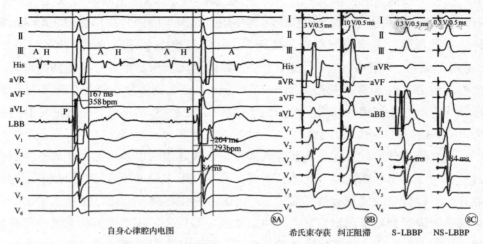

注：A=心房波；H=希氏束电位；P=左束支电位；His=希氏束；S-LBBP=选择性左束支起搏；NS-LBBP=非选择性左束支起搏；bpm=次/min

图 5-8

跨越传导束阻滞部位。（8A：自身腔内心电图，希氏束电位与 V 波之间无固定关系，左束支电位之后均有 V 波，其关系固定；8B：希氏束起搏，10 V/0.5 ms 输出时纠正束支阻滞，3 V/0.5 ms 输出时未纠正束支阻滞；8C：左束支起搏，0.3 V/0.5 ms 和 0.5 V/0.5 ms 输出时分别为选择性和非选择性左束支起搏）

3. 希浦系统起搏房室交界区消融方法学

（1）房室交界区消融操作具体步骤及注意事项[67]：①先植入 HBP 或 LBBP 导线，起搏参数满意后再行房室交界区消融；②房室交界区消融后需终身永久心脏起搏，建议要求更严格的起搏参数，同时能夺获局部心肌作为安全备份；③尽可能把起搏导线固定至远端（希氏束远端或左束支），保持消融导管和起搏位点距离 >8 mm，以避免损伤起搏位点及远端传导束（图 5-9）；④三维电解剖标测指导下的房室交界区消融，能减少射线，避免同位点的无效消融，减少损伤远端传导束的概率；⑤通常采用冷盐水消融导管，能消融更深，提高消融成功率，如消融失败、消融导管无法到位或贴靠、固定不好，则建议使用可调弯的鞘；⑥经静脉右侧房室交界区消融失败，可尝试经主动脉无名窦进行消融；⑦上述操作中需监测传导束阈值及保护起搏。

3. 希浦系统起搏房室交界区消融方法学

（1）房室交界区消融操作具体步骤及注意事项[67]：①先植入 HBP 或 LBBP 导线，起搏参数满意后再行房室交界区消融；②房室交界区消融后需终身永久心脏起搏，建议要求更严格的起搏参数，同时能夺获局部心肌作为安全备份；③尽可能把起搏导线固定至远端（希氏束远端或左束支），保持消融导管和起搏位点距离>8 mm，以避免损伤起搏位点及远端传导束（图5-9）；④三维电解剖标测指导下的房室交界区消融，能减少射线，避免同位点的无效消融，减少损伤远端传导束的概率；⑤通常采用冷盐水消融导管，能消融更深，提高消融成功率，如消融失败、消融导管无法到位或贴靠、固定不好，则建议使用可调弯的鞘；⑥经静脉右侧房室交界区消融失败，可尝试经主动脉无名窦进行消融；⑦上述操作中需监测传导束阈值及保护起搏。

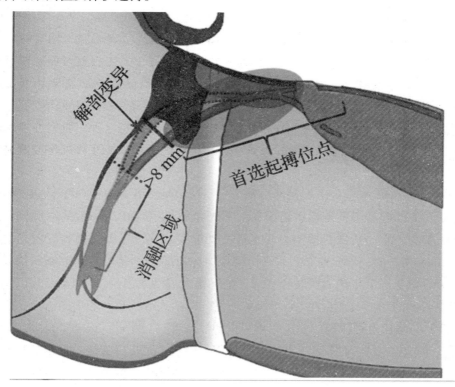

图5-9 房室结消融靶点和希氏束导线的位置关系和相应解剖区域

三、希氏-浦肯野系统起搏的适应证

（一）希浦系统起搏在心动过缓患者中的应用

1.希浦系统起搏在心动过缓患者中的临床研究

传统的RVP导致心室收缩不同步，HBP时双心室同步激动，避免了心室收缩不同步，可降低心功能恶化的风险。LBBP由于夺获了左侧传导系统，能保持左心室内的正常激动顺序。有研究显示在心动过缓患者中，LBBP的电和机械同步性优于RVP，可达到HBP相似效果[68, 69]。因此，希浦系统起搏可作为心动过缓患者的生理性起搏方式，被临床广泛关注。

（1）HBP治疗心动过缓的临床研究：2000年永久性HBP首次被证实可用于

心衰合并房颤行房室结消融的患者[11]。2004年经鞘管导入的3830导线用于临床后，明显提高了永久性HBP的成功率[12]。相比心室起搏，HBP具有更生理的电学与急性血流动力学效应[70]。Vijayaraman等[71]对100例高度AVB患者（46%阻滞部位位于房室结，54%阻滞部位位于房室结以下）行HBP起搏，成功率为84%；平均随访18个月，起搏电学参数稳定，提示HBP应用于AVB患者是可行、安全的。一项随机双盲、交叉对照研究显示相比于常规RVP，HBP能保留AVB患者射血分数[72]。HBP在心动过缓患者中的长期有效性是大家关注的问题。2018年发表的Geisinger HBP研究入选了765例具有起搏适应证的患者，其中332例患者行HBP治疗，其余433例行RVP治疗。平均随访726 d，在死亡、因心衰再住院以及需要升级为BVP，HBP显著优于RVP，尤其在心室起搏比例>20%的患者中更加明显[15]。另一项回顾性研究对192例具有永久起搏器植入适应证患者进行了长达5年随访，也得出同样结果，与RVP相比，HBP组的起搏诱导性心肌病发生率明显减低，在心室起搏比例>40%的患者中，HBP组的死亡或心衰住院率亦明显减低[73]。

Occhetta等[74]入选了16例慢性房颤行房室结消融患者，随机分配至HBP组和右心室心尖部起搏组，随后进行交叉对照，结果显示HBP组心室间电机械延迟改善优于右心室心尖部起搏组，且术后心功能及二、三尖瓣反流程度较术前改善。Huang等[17]的一项研究纳入52例房颤伴窄QRS，经严格心室律控制后仍有心衰症状的患者行房室结消融联合HBP，最终植入成功率为80.8%（42/52），经平均20个月的随访后，无论在LVEF保留还是降低的人群，超声心动图指标、心功能分级，心胸比及利尿药的使用率均得以明显改善。Vijayaraman等[75]也报道了在房颤心室率控制不佳的心衰患者中获得相似的疗效。对于房颤伴心室率控制不佳或心室率控制后仍有心衰的患者，房室结消融加HBP是安全有效的治疗方法，可以明显改善患者症状及心功能[67]。

在起搏介导的心肌病（pacing induced cardiomy-opathy，PICM）治疗中，HBP也具有一定应用价值。Shan（单培仁）等[76]回顾性入选了16例PICM升级HBP的患者，QRS时限由RVP的（156.4±21.1）ms减少至HBP的（101.6±11.6）ms，LVEF由升级前的36.1%±8.9%改善至HBP后1年的53.6%±10.3%，左心室也明显缩小。随后Vijayaraman等[77]及Ye（叶炀）等[78]同样证实了HBP用于RVP介导心肌病的可行性与临床获益。

（2）LBBP治疗心动过缓的临床研究：尽管多数研究显示HBP是安全有效的，但也存在一些不足，如手术时间长、阈值偏高及感知的问题等。而且由于心脏传导系统的特点，HBP不能解决希氏束以下包括远端束支水平的阻滞。LBBP

是近年中国原创的一项新型起搏技术，为心动过缓及心衰患者的器械治疗提供了新的选择。

Chen 等[28]的研究证实，与 RVP 比较，LBBP 可显著缩短心动过缓患者的 QRS 时限[（111.85±10.77）ms 对（160.15±15.04）ms，P<0.001]，起搏 QRS 波呈 RBBB 图形，且 3 个月随访起搏参数理想稳定。Su 等[51]连续入选 117 例慢心室率伴窄 QRS 波患者行 LBBP，发现 98.3% 可记录到左束支电位（AVB 74 例，病态窦房结综合征 41 例），其中 92.2% 可实现左束支夺获阈值<1.5 V/0.5 ms，平均夺获阈值为（0.67±0.25）V/0.5 ms，心室感知为（11.31±5.43）mV，起搏 QRS 时限为（111.4±10.3）ms[基线宽度（92.5±8.1）ms]，1 年的随访参数稳定。Hou（侯小锋）等[68]比较了 LBBP、HBP 和右心室间隔部起搏（RVSP）3 种起搏模式对左心室同步性（QRS 时限、左心室达峰时间、SPECT 检查左心室机械同步性）的影响，结果显示：LBBP 可实现与 HBP 相似的左心室机械同步性，且在平均 4.5 个月的随访期中，LBBP 阈值较 HBP 低且稳定。Cai（蔡彬妮）等[69]运用超声心动图证实 LBBP 能维持左心室的同步性，优于 RVSP。

Wang（王松洁）等[79]一项纳入房颤合并心衰患者接受房室结消融联合希浦系统起搏（n=55）和仅植入植入型心律转复除颤器（ICD，n=31）的研究在随访了 30.5 个月后发现，房室结消融的患者能明显减少因房颤导致的 ICD 误放电，且在 LVEF<40% 的人群中，消融组 LVEF 的改善程度明显高于非消融组。值得一提的是，上述研究房室结消融联合 HBP 或 LBBP 患者成功率为 94.5%（52/55），高于前期仅 HBP 的 80.8%[17, 79]，这也验证把起搏导线固定至远端（希氏束远端或左束支），能为消融提供充分的空间，避免损伤起搏位点及远端传导束，可大大提高成功率[67]。

目前仅少数文章报道 LBBP 用于 PICM。Wu 等[80]报道了 1 例二度 AVB 患者（自身 RBBB，QRS 时限 160 ms）行 RVP（类 LBBB 形态，QRS 时限 160 ms）5 年后，LVEF 值从 57% 下降至 34%，随后升级为 LBBP，起搏 QRS 形态仍为 RBBB，QRS 时限 160 ms，但患者随访 1 年时心功能明显改善。这也进一步提示能反映电同步性的主要指标为 QRS 形态，而非 QRS 时限。Vijayaraman 等[81]连续入选 20 例经导管主动脉瓣置换术（TAVR）后需起搏或再同步治疗的患者，HBP 的成功率为 63%（20/46），而 LBBP 具有更高的成功率 93%（28/28），在基础 LVEF<50% 的患者中，LVEF 由 35%±10% 改善至 42%±9%。

以上临床研究显示：LBBP 在心动过缓患者中是安全、可行的。Huang 等[82]最新发表的单中心中、长期随访初步结果，进一步证实 LBBP 的安全性与可行性。但需注意的是，LBBP 仍存在右束支损伤、室间隔穿孔等并发症发生的风险，且其远期安全性和临床获益仍有待进一步研究。

2.希浦系统起搏在心动过缓患者中的适应证

相比于常规RVP，希浦系统起搏是生理性起搏方式，在心室起搏比例>40%患者中，HBP能减少起搏诱导性心肌病以及死亡和心衰发生率[73]。因此2018年《ACC/AHA/HRS心动过缓和心脏传导延迟患者评估和管理指南》关于HBP建议如下：对有永久起搏器植入适应证的AVB患者，如果36%<LVEF<50%，心室起搏比例>40%，可选择保持心室生理性激动顺序的起搏方式（如CRT或HBP），优于传统RVP（Ⅱa，B-R证据）；对有永久起搏器植入适应证的AVB患者，如果阻滞部位在房室结，HBP治疗可保持心室的生理性激动（Ⅱb，B-R证据）[41]。

在窄QRS慢性心衰、需要心室起搏的患者中，BVP尽管优于RVP[8]，但是其心脏收缩仍然是不同步的，而HBP能保持正常的双心室同步性，LBBP也能保持正常的左心室同步性。因此，希浦系统起搏维持电同步性优于BVP。

由于LBBP目前处于起步阶段，尚无相关的指南及专家共识，但研究显示LBBP可实现与HBP相似的左心室机械同步性[68，69]。而且，与HBP比较，LBBP的起搏阈值更低，感知更好[31，35]。因此，结合上述临床研究证据以及指南推荐，本共识对于希浦系统起搏在心动过缓患者中的适应证推荐如下。（鉴于希浦系统起搏是一项新技术，临床应用时间尚短，缺乏大规模随机对照研究的证据，故本共识对于临床推荐应用仅分为"应该考虑"和"可以考虑"两个推荐级别）

（1）对有心动过缓起搏适应证的患者（包括房颤患者），预计心室起搏比例≥40%，LVEF<50%，应该考虑希浦系统起搏。

（2）对有心动过缓起搏适应证的患者（包括房颤患者），预计心室起搏比例≥40%，LVEF≥50%，可以考虑希浦系统起搏。

（3）房颤需行房室结消融患者，应该考虑希浦系统起搏。

（4）已植入起搏器或ICD的低射血分数患者，心功能恶化伴高比例RVP，可以考虑改为希浦系统起搏。

对有心室起搏适应证的患者，如间歇性二度或高度AVB、房颤伴长间隙的患者，尽管预计心室起搏比例<40%，也可以选择希浦系统起搏。因为Geisinger HBP研究显示：在死亡、因心衰再住院以及需要升级为BVP，HBP显著优于RVP，尤其在心室起搏比例>20%的患者中更加明显[15]。由于目前临床证据较少，故医师可以根据患者具体情况决定，选择希浦系统起搏或选择常规RVP。但是对于射血分数已经减低的患者，药物治疗后预计心室起搏比例将增高，希浦系统起搏可能优于常规RVP。

3.希浦系统起搏是否需要备用心室起搏

由于希氏束的解剖特点，HBP的阈值通常偏高，随着时间延长，局部组织的纤维化会导致阈值进一步升高，甚至失夺获。此外，考虑到病变进展的可能，阻滞位点会超过导线植入位点。因此，对于心室起搏依赖患者，《希氏束起搏国际专家建议》推荐NS-HBP，局部心肌夺获可作为自身备用更为安全，否则需要考虑植入心室备用起搏导线[40]。对于需要植入心室备用起搏导线的患者，由于导线数量增加，需器械升级，但器械升级存在并发症增加及电池寿命减少等风险，需要谨慎评估风险/获益比。

LBBP导线置于左束支区域，呈扁带状分布于室间隔左侧心内膜下，范围广[29, 55, 56]，起搏阈值低而稳定；另外由于左束支周围心肌组织较丰富，在较低起搏输出下即可夺获周围心肌，因此LBBP不需要植入心室备用起搏导线。综上所述，对于心室起搏依赖患者，行希浦系统起搏时，是否需要植入心室备用起搏导线，本共识推荐如下。

（1）心室起搏依赖患者行HBP，拟植入心室备用起搏导线时，推荐评估风险/获益比。

（2）心室起搏依赖患者行HBP，可以考虑NS-HBP，局部心肌夺获作为备用起搏。

（3）心室起搏依赖患者行HBP，若不能实现NS-HBP或起搏阈值高，可以考虑改为LBBP。

（4）LBBP不推荐植入心室备用起搏导线。

（二）希浦系统起搏在慢性心力衰竭伴心脏收缩不同步患者中的应用

1.希浦系统起搏在慢性心衰伴心脏收缩不同步患者中应用的临床研究

HBP可使激动沿正常传导系统下传，双心室电激动可完全正常，对于部分束支阻滞的患者，HBP也可通过纠正阻滞，恢复心脏收缩不同步。而LBBP虽表现为RBBB图形，但保持了左心室的正常电传导；术后通过调整房室传导延迟（AVD）或阳极环夺获，也可使起搏QRS波形态接近正常[83]。因此，对于慢性心衰伴束支阻滞患者以及预计心室起搏比例高的患者，希浦系统起搏提供了CRT的另一种途径。

（1）HBP在慢性心衰伴心脏收缩不同步患者中应用的临床研究：2005年，HBP首次应用于1例心衰合并完全性AVB及LBBB患者，起搏后QRS波变窄，随访6个月心功能与超声心动图结果明显改善[84]。此后，越来越多研究显示了HBP对心衰合并LBBB患者的有效性，表现为起搏后QRS时限明显缩短，LVEF增加，反应与传统BVP相当[20, 85, 86, 87, 88]。目前关于HBP纠正典型束支阻滞的机制包括纵向分离学说、电压理论、虚拟电极理论及解剖早分叉[89, 90, 91, 92]，但未有定论。

对于上述理论，仍有学者持不同意见。

HBP并不能纠正所有LBBB，目前报道纠正成功率在75.6%~97%，这与入组的定义及技术相关。Huang等[20]报道HBP可纠正约97%的符合Strauss标准的LBBB。Upadhyay等[93]对心电图表现为LBBB样图形的患者进行室间隔左心室面激动传导标测，64%的患者阻滞部位在左侧传导系统近端，36%患者整个浦肯野纤维网激动是正常的；该组患者通过HBP能够完全纠正LBBB的仅占54%。因此，对于单独HBP不能使QRS波变窄的患者，有学者提出HBP优化的心脏再同步治疗（HOT-CRT）的方法，即利用HBP保留右心室正常传导，联合左心室心外膜起搏，以期达到比传统BVP更佳的再同步治疗效果[94]。

HBP同样可以纠正近端RBBB，目前仅有1个临床研究单纯入选了39例心衰合并RBBB患者行HBP，RBBB纠正的成功率为78%；平均随访15个月，LVEF明显提高[95]。该研究初步显示了HBP在RBBB患者中的可行性，提示对心衰合并RBBB患者，也可从HBP获益，但其确切机制及疗效有待进一步研究证实，并不能广泛推广于临床中。

对于左心室导线植入失败、传统BVP无反应以及起搏诱导性心肌病患者，也有研究显示HBP的有效性[78, 96]。Sharma等[97]入选了106例具有CRT适应证的患者（包括植入失败和无反应患者），90%患者成功行HBP，起搏后QRS时限明显缩短。平均随访14个月，左心室缩小、LVEF明显提高、心功能显著改善。因此，研究者认为HBP可作为传统BVP治疗失败的补充，甚至可以将其作为首选。

那么HBP是否可取代BVP作为一线治疗呢？早期一项急性期交叉对照研究，评估了HBP和BVP对左心室激动时间以及急性血流动力学的影响。与BVP相比，HBP时QRS时限和左心室激动时间明显缩短，左心室不同步指数也明显改善，能产生更好的急性血流动力学反应[98]。另一项29例患者的随机、交叉对照研究结果却表明：尽管HBP较BVP进一步缩短QRS时限，两种起搏模式均可显著改善LVEF、生活质量、心功能及6 min步行距离，但两组之间差异无统计学意义[99]。Arnold等[98]证实在典型LBBB患者中，HBP纠正LBBB的电学及急性血流动力学效果优于传统BVP。Huang等[20]报道了一项随访时间最长的单中心观察性研究，入选严格符合Strauss标准的74例LBBB患者，发现绝大部分LBBB能被HBP纠正（97.3%，72/74），在56例永久HBP的患者中，平均37个月的随访结果显示：患者心功能及临床预后改善明显，LVEF 1年的超反应率88.9%。最新一项前瞻性、随机对照临床试验（His-SYNC研究）入选7家中心，41例符合CRT适应证患者，21例随机至HBP组，20例随机至BVP组。研究显示：相比BVP，HBP具有更佳的电学同步性，LVEF绝对值改善及超反应率程度更优，但差异无统计学意义[100]。而这一结果除了较少的样本量外，还可能因有较高比例的非特异性室内传导阻滞及组间交叉。而最新一项入选符合 Strauss 标准的 LBBB、LVEF≤40% 的患者，HBP 的 1 年 LVEF 超反应率（LVEF≥50%）明显优于传统的 BVP（74.4% 对 44.9%）[36]。上述研究表明：在符合 CRT 适应证患者中，HBP 可产生与传统 BVP 类似甚至更优的临床效果，但对于 HBP 是否可取代 BVP，仍需更多的临床证据进一步证实。

（2）LBBP 在慢性心衰伴心脏收缩不同步患者中应用的临床研究：LBBP 因可以越过阻滞部位起搏以及起搏参数更理想等优势，为需要 CRT 的患者带来了新的选择。此外，传统经冠状静脉窦途径植入左心室导线失败的患者或者 CRT 无反应患者，LBBP 也可作为备用选择，从而弥补了传统 BVP 的不足。

2017 年 Huang 等[27]报道了 1 例心衰合并 LBBB 患者，在左心室导线植入失败同时 HBP 又无法纠正 LBBB 的情况下，将导线在希氏束远端深拧至间隔左侧面，实现在阻滞部位远端夺获左束支，起搏阈值低至 0.5 V/0.5 ms，并通过和自身右束支下传融合使 QRS 波几乎正常；随访 1 年起搏阈值稳定，且患者的临床症状及 LVEF 都明显改善。目前已有一些临床研究显示了 LBBP 的可行性以及在心衰患者中的作用[32, 101, 102, 103]。此外一些病例报道也提示心衰伴束支阻滞患者进行 LBBP 后 QRS 时限明显缩短，随访期间心功能改善，LVEF 明显提高[104, 105, 106, 107]。2019 年 10 月吴圣杰等[32]在《中华心律失常学杂志》发表 11 例 LBBB 患者 LBBP 的长期疗效观察，所有患者随访时间均在 2 年以上，结果显示 LBBP 安全性良好，能显著改善心功能。2019 年 12 月 Zhang 等[33]报道了 LBBP 在 11 例心衰伴 LBBB 患者中的应用研究，经 LBBP 并通过优化自身房室传导或联合左心室起搏，使起搏 QRS 时限明显缩短，随访 6~7 个月，心功能、左心室收缩末期内径（LVESD）及 LVEF 明显改善。2020 年 Huang 等[34]发表的 6 家中心参加的前瞻性研究结果显示，在 LBBB、LVEF<50% 的非缺血性心肌病患者中，LBBP 成功率达 97%（61/63），起搏 QRS 时限较基线明显下降[（118±12）ms 对（169±16）ms]，1 年随访时 75% 患者 LVEF 显著提高到 50% 以上，平均随访时间 18 个月内未见导线穿孔、脱位、阈值增高 1 V 以上及感染等不良事件。

在符合 CRT 适应证的患者中，LBBP 与常规 BVP 或 HBP 比较，其结果又如何？2020 年 Salden 等[108]报道了左心室间隔部起搏在 CRT 中的急性血流动力学效应和电生理特性，其结果有助于了解 LBBP 的作用。该研究入选了 27 例符合 CRT 适应证的患者，术中植入心房、右心室和左心室冠状静脉窦导线以及 HBP 导线，并在左心室心内膜间隔部不同部位起搏。结果显示左心室间隔部起搏可在短期内改善血流动力学和电学再同步，其效果不劣于 BVP 和 HBP。Wu 等[36]的一项比较

LBBP、HBP、BVP在符合Strauss标准的LBBB患者中应用的非随机观察研究结果显示：LBBP临床预后与HBP相似，1年超声心动图超反应率（LVEF≥50%）均优于传统的BVP（70.0%对74.4%对44.9%）。同样，Li等[37]和Wang（王垚）等[109]分别进行的两项小样本量LBBB患者的研究中，将LBBP与BVP匹配，短期随访6个月，结果均显示在QRS时限、LVEF改善程度上，LBBP优于BVP。2020年5月，HRS年会上报告了一项国际多中心、回顾性研究，评估LBBP在CRT中的作用。该研究入选了325例符合CRT适应证的患者，277例（85%）成功植入LBBP，平均随访6个月，LBBP的临床反应率为72%，超声心动图反应率为73%，31%患者表现为超反应[110]。

上述研究初步表明：LBBP在CRT适应证患者中有较好的临床效果，表现为起搏QRS时限更窄，超反应率更高，LBBP或左心室间隔部起搏可作为BVP的替代策略。但是，目前仅限于小样本量、观察性或非随机对照研究，未来需要开展大规模、随机对照临床研究，以评估LBBP在心衰伴CRT适应证患者中的获益以及与BVP比较的优劣。

2.希浦系统起搏在慢性心衰伴心脏收缩不同步患者中的适应证

大量临床研究证实了CRT是慢性心衰伴心脏收缩不同步患者的有效治疗方法，尤其对于心衰合并LBBB患者，2005年以来的国内外指南均为Ⅰ类推荐。传统CRT是通过BVP使QRS时限明显变窄，但心脏激动顺序并没有恢复正常。而HBP能纠正束支阻滞，使激动沿传导系统下传，从而恢复正常的左右心室的激动顺序。LBBP由于夺获了左侧传导系统，因此左心室内的激动顺序也是正常的。希浦系统起搏QRS时限比BVP窄，说明其在维持电同步性或纠正电不同步性方面优于BVP。目前已有小样本研究显示HBP以及左心室间隔部起搏的急性血流动力学优于BVP[98, 108]。一项非随机对照研究结果也显示，在LBBB的心衰患者中，希浦系统起搏优于BVP[36]，但是其确切疗效仍需要随机对照研究证据。

希浦系统起搏在左心室导线植入失败及CRT无反应者，虽并无足够的临床证据，但无论从伦理还是临床实际，在这两类人群中进行补救性希浦系统起搏是合理的。

综上所述，对于慢性心衰伴心脏收缩不同步患者行希浦系统起搏治疗的适应证，本共识推荐如下。

（1）符合CRT适应证患者，由于各种原因导致左心室导线植入失败的患者，应该考虑希浦系统起搏。

（2）窦性心律或房颤患者，经标准抗心衰药物优化治疗后，仍然心功能≥Ⅱ级、合并LBBB、QRS时限≥130ms、LVEF<35%，可以考虑希浦系统起搏。

（3）常规BVP后CRT无反应患者，可以考虑希浦系统起搏。

（三）如何选择HBP或LBBP

HBP时激动沿传导系统下传，保持了正常的心脏电激动顺序和心室机械收缩的同步性，是真正意义上的生理性起搏。但是，HBP在临床应用中也存在一定的局限性，表现为阈值偏高且部分远期不稳定（尤其是纠正束支阻滞的阈值偏高）、感知偏低、植入困难等，而且不适合阻滞位点在希氏束以下的患者。相较于HBP而言，LBBP有着相似的临床获益，但LBBP无论在窄或宽QRS波患者，可能更具优势。操作相对简单、可以越过阻滞部位起搏、电学参数更优，而且在较低输出下即可激动附近心肌，提供自身备用，安全性更高[35, 36]。HBP和LBBP的不同特点比较见表5-4。

表5-4　希氏束起搏和左束支起搏不同特点比较

特点	希氏束起搏	左束支起搏
心室同步性	左右心室内及室间同步	左心室内同步
R波振幅	相对低	高
传导束夺获阈值	相对高	低
纠正LBBB阈值	高	低
远期阈值	部分有增高趋势	相对稳定
希氏束以下房室传导阻滞	不适用	适用
局部心室肌夺获	不确定	稳定可靠
纠正RBBB	适用	不适用

注：LBBB=左束支传导阻滞；RBBB=右束支传导阻滞

希浦系统起搏时，需结合术者植入技术和经验、患者适应证、阻滞部位以及植入时的电学参数，综合考虑选择HBP还是LBBP。对于阻滞位点位于房室结水平的患者，可以首选尝试HBP，若植入困难或电学参数不理想，可改为LBBP。对于阻滞位点位于希氏束以下的起搏依赖患者，LBBP是理想的选择。对于慢性心衰伴LBBB患者，可以首选HBP，若HBP不能纠正LBBB，或纠正LBBB的阈值过高，可改为LBBP。当然，也可以首选LBBP。对于慢性心衰伴RBBB患者，HBP有可能纠正RBBB，而左束支夺获不能直接纠正RBBB。对于慢性心衰伴非特异性室内阻滞患者，无论单独HBP或LBBP，均不能完全纠正室内阻滞，可以选择希浦系统起搏联合左心室心外膜起搏，或传统BVP，以期达到更好的心脏再同步的目的。

希浦系统起搏目前主要应用于有心动过缓起搏适应证并且需要心室起搏，以及慢性心衰伴心脏收缩不同步的患者。尽管目前研究显示希浦系统起搏是生理性起搏方式，在心动过缓以及慢性心衰患者临床应用中安全有效，但仍需要大规模随机对照研究证据以及长期随访结果。另外，所有行希浦系统起搏的患者均应评估发生心脏性猝死的风险，若为高危患者，需要向患者推荐ICD治疗以预防心脏性猝死的发生。

四、希氏–浦肯野系统起搏术中导线插接与参数设置

希浦系统起搏手术策略及装置选择应该结合患者的基础疾病、心功能状况、自身PR间期、QRS时限与形态，术中能实现的起搏参数以及起搏后的QRS形态与时限，是否有ICD适应证等给予推荐并适时调整，个体化选择最优方案。目前没有专门为希浦系统起搏设计的脉冲发生器，也缺乏大样本随机对照研究结果来证明不同装置之间的优劣，因此本共识对装置的选择不作推荐，仅对临床实践中可能用到的不同装置的导线插接方式和参数设置提供建议。

（一）希浦系统起搏的导线插接方式

窦性心律患者需要植入心血管植入型电子器械（cardiovascular implantable electronic devices，CIED）时，如无特殊情况均应植入心房导线，并插入心房接口。阵发性房颤和希望转复窦性心律的持续性房颤患者可放置心房导线，参照窦性心律患者选择。表5-5，表5-6，表5-7，表5-8中房颤指永久性房颤，不考虑转复为窦性心律，不放置心房导线。在导线插接和设置起搏参数时，应注意希浦系统起搏的目的是维持心脏生理性激动还是用于纠正原有心脏失同步；希浦系统起搏导线感知的是心室波，插入心房接口时可能会影响脉冲发生器的逻辑运作。

表5-5 心室高比例起搏患者希氏束起搏后脉冲发生器的导线插接方式建议

适应证	脉冲发生器	心房插孔	RV插孔	LV插孔	注意事项
SR+AVB	双腔起搏器	RA导线	HBP导线		要求NS-HBP
	CRT-P	RA导线	RV导线	HBP导线	S-HBP时，非常规选择
	CRT-D	RA导线	除颤起搏导线	HBP导线	有ICD适应证时
AF+AVB/AVN消融	单腔起搏器		HBP导线		永久性AF，NS-HBP
	双腔起搏器	HBP导线	RV导线		永久性AF仅能实现S-HBP或心肌夺阈值较高时，原有VVI（R）单腔起搏器升级时
	双腔ICD	HBP导线	除颤起搏导线		永久性AF，有ICD适应证时
	CRT-P	HBP导线	RV导线	LV导线	需要双心室后备或HBP与左心室起搏融合时
	CRT-D	HBP导线	除颤起搏导线	LV导线	永久性AF，有ICD适应证，仅能实现S-HBP，或需要HBP与左心室起搏融合时

注：HBP=希氏束起搏；SR=窦性心律；AVB=房室传导阻滞；AVN=房室结；AF=心房颤动；RA=右心房；RV=右心室；LV=左心室；ICD=植入型心律转复除颤器；S-HBP=选择性希氏束起搏；NS-HBP=非选择性希氏束起搏；CRT-P=心脏再同步治疗起搏器；CRT-D=心脏再同步治疗除颤器

表5-6　慢性心力衰竭合并完全性左束支传导阻滞患者希氏束起搏后
脉冲发生器的导线插接方式建议

适应证	脉冲发生器	心房插孔	RV插孔	LV插孔	注意事项
SR+HF+CLBBB	双腔起搏器	RA导线	HBP导线		左心室导线植入失败/废弃，无ICD适应证时
	三腔起搏器(CRT-P)	RA导线	LV导线	HBP导线	BiV起搏无反应患者升级或HOT-CRT，选择LV和HBP中感知好且稳定的导线接RV插孔
	CRT-D (3根导线)	RA导线	除颤起搏导线	HBP导线	HBP导线纠正CLBBB稳定可靠，或左心室导线植入失败
	CRT-D (4根导线)	RA导线	除颤线圈正常插接，LV导线插入感知起搏插孔	HBP导线	左心室起搏导线固定可靠，感知起搏功能良好，无远场感知无膈神经刺激时方可考虑替代除颤导线感知/起搏功能
AF+HF+CLBBB	单腔起搏器		HBP导线		纠正CLBBB稳定可靠，无ICD适应证
	双腔起搏器	HBP导线	RV导线		纠正CLBBB稳定，S-HBP，无ICD适应证
	双腔ICD	HBP导线	RV导线		室速与室上速的鉴别功能只能用单腔ICD模式
	三腔起搏器(CRT-P/D)	HBP导线	RV导线	LV导线	室速与室上速的鉴别功能只能用单腔ICD模式

注：SR=窦性心律；HF=心力衰竭；CLBBB=完全性左束支传导阻滞；AF=心房颤动；RA=右心房；RV=右心室；LV=左心室；ICD=植入型心律转复除颤器；HBP=希氏束起搏；S-HBP=选择性希氏束起搏；BiV=双心室；CRT-P=心脏再同步治疗起搏器；CRT-D=心脏再同步治疗除颤器；HOT-CRT=希氏束起搏优化的心脏再同步治疗

表5-7　心室高比例起搏患者左束支起搏后的导线插接方式建议

适应证	脉冲发生器	心房插孔	RV插孔	LV插孔	注意事项
SR+AVB	双腔起搏器	RA导线	LBBP导线		
	CRT-P	RA导线	LBBP导线	LV导线	LBBP纠正完全性LBBB不完全或合并IVCD，需要和左心室起搏融合时
	CRT-D	RA导线	除颤起搏导线	LBBP导线	有ICD适应证时
AF+AVB/AVN消融	单腔起搏器		LBBP导线		永久性AF
	CRT-P	RA导线/堵闭	LBBP导线	LV导线	LBBP不能实现完全的左心室同步化，需要和左心室融合起搏时
	双腔ICD (不保留心房导线)	LBBP导线	RV导线		永久性AF，有ICD适应证时
	CRT-D	LBBP导线	除颤线圈正常插接	LV导线	有ICD适应证，LBBP不能实现完全的左心室同步化需要和左心室起搏融合时。室性心动过速鉴别诊断仅能采用单腔ICD功能
	CRT-D	RA导线/堵闭	除颤线圈正常插接，LBBP导线插入感知起搏插孔	LV导线	有ICD适应证，LBBP不能实现完全的左心室同步化需要和左心室起搏融合时。不作为常规推荐

注：SR=窦性心律；AVB=房室传导阻滞；AVN=房室结；AF=心房颤动；RA=右心房；RV=右心室；LV=左心室；LBBP=左束支起搏；LBBB=左束支传导阻滞；IVCD=室内传导阻滞；ICD=植入型心律转复除颤器；CRT-P=心脏再同步治疗起搏器；CRT-D=心脏再同步治疗除颤器

表5-8　慢性心力衰竭合并完全性左束支传导阻滞患者
左束支起搏时不同装置的导线插接方式建议

适应证	脉冲发生器	心房插孔	RV插孔	LV插孔	注意事项
SR+HF+CLBBB	双腔起搏器	RA导线	LBBP导线		左心室导线植入失败或废弃时
	三腔起搏器（CRT-P）	RA导线	LBBP导线	LV导线	LBBP不能实现完全的左心室同步化或传导束夺获阈值出现远期不稳定可能时，无ICD适应证
	三腔起搏器（CRT-D，3根导线）	RA导线	RV导线	LBBP导线	有ICD适应证时
	三腔起搏器（CRT-D，4根导线）	RA导线	除颤线圈接口正常插接，LBBP导线替代除颤导线起搏感知功能	LV导线	有ICD适应证，LBBP不能实现完全左心室同步化，需要与左心室起搏融合时
AF+HF+CLBBB	单腔起搏器/ICD		LBBP导线		LBBP导线替代除颤导线感知/起搏功能，需评估稳定性和满足保证ICD感知，不作为常规推荐
	双腔起搏器/ICD	LBBP导线	RV导线		LBBP导线因考虑房室逻辑算法问题不适合插心房插孔，不作为常规推荐
	三腔起搏器（CRT-P）	RA导线/堵闭	LBBP导线	LV导线	LBBP不能实现完全的左心室同步化或传导束夺获阈值出现远期不稳定可能时
	三腔起搏器（CRT-D）	RA导线/堵闭	除颤线圈正常接通，LBBP导线插入感知起搏插孔	LV导线	有ICD适应证，LBBP不能实现完全的左心室同步化需要与左心室起搏融合时

注：SR=窦性心律；AF=心房颤动；HF=心力衰竭；CLBBB=完全性左束支传导阻滞；RA=右心房；RV=右心室；LV=左心室；LBBP=左束支起搏；ICD=植入型心律转复除颤器；CRT-P=心脏再同步治疗起搏器；CRT-D=心脏再同步治疗除颤器

1.HBP导线与脉冲发生器的插接方式

HBP导线的感知偏低，远期有阈值逐渐增高的趋势，因此用作心室起搏时应尽量行远端HBP，以保障较好的心室感知和心肌夺获阈值。表5-5示心室高比例起搏患者HBP后不同脉冲发生器的导线插接方式建议。表5-6示慢性心衰合并完全性LBBB患者HBP后不同脉冲发生器的导线插接方式建议。应注意目前的双极主动固定导线不适合配置四极导线或整合电极的装置。

表5-6中有将植入的左心室导线插接到脉冲发生器右心室接口的情况，此时需注意绝大多数脉冲发生器右心室通道只能设置单极或双极起搏，如果左心室导线头端电极单极或双极均出现高阈值或膈神经刺激，左心室导线插接到脉冲发生器的右心室接口后，无法程控实现环端电极起搏。通常HBP导线R波感知低于左心室导线，在表5-5、表5-6中心脏再同步治疗起搏器/除颤器（CRT-P/D）的导线插接中建议左心室导线插接到右心室接口，实际工作中可选择R波感知较好且稳定的导线插接到右心室接口。

2.LBBP导线与脉冲发生器的插接方式

临床研究证实LBBP与HBP的参数相比较有明显优势。LBBP具备常规RVP相似的R波振幅，更少的远场感知，低且稳定的传导束和局部心肌的夺获阈值。当然LBBP的长远期安全性还需要更长时间的检验。表5-7示心室高比例起搏患者LBBP后的导线接插方式建议。表5-8示慢性心衰合并完全性LBBB患者LBBP后不同脉冲发生器的导线插接方式建议。

（二）起搏参数设置

希氏束位于房室交界处，HBP导线感知的是心室R波，往往感知R波振幅较低，还可能感知远场心房波；LBBP导线只感知心室R波，R波振幅接近RVP。当HBP或LBBP导线插接在脉冲发生器的心房接口时，改变了脉冲发生器原来设定的心房与心室的逻辑关系，因此术中、术后均需要对起搏参数进行程控调整[111, 112]。希浦系统起搏最大程度上保持或恢复了心室激动的同步性，理论上可以避免长期RVP带来的心衰和房颤发生率增加，既往采用的频率滞后、房室延迟管理（如Search AV、MVP等）减少心室起搏比例的功能在临床实践中通常建议关闭。

1.HBP/LBBP导线极性设置

单双腔ICD和CRT-D脉冲发生器的心房接口和右心室接口均不能程控为单极感知/起搏模式，将HBP或LBBP导线插入到这类装置的右心房、右心室接口时，要考虑到导线的双极感知和双极起搏阈值能否满足要求。当HBP/LBBP导线插入左心室接口时，CRT-D有LV-tip到ring的真双极起搏和LV-tip到RV线圈整合双极起搏两种设置；CRT-P有LV-tip到LV ring/RV ring和tip到机壳等3种设置，必要时可选择参数较好的一种设置。

2.低限频率设置

对房颤快心室率行房室结消融的心衰患者，建议根据术前的平均心室率来设置低限频率，一般设置为70~90次/分，以免因心室率突然下降，加重心衰以及诱发室性心律失常，术后视病情变化逐渐降低低限频率。

3.AV间期设置

窦性心律合并AVB心室起搏依赖或为改善心功能而需要心室起搏的患者（如PR间期过长的一度AVB或LBBB），设置AV间期要考虑到HBP脉冲到QRS波有一个30~50 ms的传导时间、LBBP脉冲到QRS波有一个20~30 ms的传导时间，设置适当的AV间期以保证房室同步性。LBBP需要和自身右束支下传融合时，根据心电图优化AV间期。

永久性房颤患者，若希氏束导线插入心房端口，不论是双腔还是三腔起搏器，通常建议选择DVI/DVIR模式以避免希氏束导线感知低下或感知过度。双腔ICD、CRT-D脉冲发生器不能程控为DVI/DVIR模式，只能程控为DDD/DDDR模式，此时应设置恰当的心房感知灵敏度，既要避免过感知房颤波，抑制HBP脉冲发放，也要避免心室R波感知不良，不恰当发放起搏脉冲。无论DDD或DVI模式下，AV间期不能设置太长，AV间期一般设置为PAV/SAV：100~150 ms，或AP-VS间期+50 ms，以避免刺激脉冲落在T波上[113]，设置DVI/DVIR模式时，注意不同脉冲发生器的计时方式不同，基于VV间期计时的脉冲发生器可出现实际起搏频率高于设置低限频率的情况。当HBP或LBBP导线插入心房接口，需要与左心室起搏融合（HOT-CRT、LOT-CRT）时，AV间期根据心电图优化，通常设置到最短AV间期。

4.VV间期设置

永久性房颤患者HBP/LBBP导线连接在心房端口，BVP作为安全备用时，VV间期设置和普通BVP CRT参数设置相同，可以按照不同起搏器公司的默认设置，也可以按照超声心动图或心电学指标优化以后的参数设置。窦性心律患者，HBP/LBBP已经取得足够的心脏电同步化（如在正常的电传导或者完全纠正束支传导阻滞时），建议希浦系统起搏优先，VV间期可常规设为最大值，一般为80 ms。若非心室起搏依赖，则参数稳定后可程控为单希浦系统起搏而关闭非希浦系统心室起搏。若HBP/LBBP纠正束支阻滞不完全或纠正阈值高，需要联合左心室导线起搏，则可根据心电图或超声心动图优化VV间期。

5.特殊功能设置

（1）关闭自动阈值管理等功能：HBP刺激脉冲到局部心肌除极波出现有一个30~50 ms的时间间期，目前的脉冲发生器均不能判断是否夺获希氏束，因此建议关闭自动阈值管理功能。LBBP时通常脉冲发生器可以判断是否夺获心肌，当传导束夺获阈值低于或等于心肌夺获阈值时，可以考虑打开自动阈值管理功能；部分患者传导束夺获阈值明显高于心肌夺获阈值，此时自动阈值测试得到的是心肌夺获阈值，脉冲发生器自动发放的输出电压不一定能夺获传导系统，此时也应考虑关闭自动阈值管理功能。当需要LBBP与右束支下传融合或是HBP纠正束支传导阻滞时，应关闭频率适应性房室延迟功能。既往采用的频率滞后、房室延迟管理（如Search AV、MVP等）减少心室起搏比例的功能在临床实践中通常建议关闭。

（2）HBP或LBBP导线插入心房端口时应关闭的功能：HBP或LBBP导线插在心房端口时，实际感知的仍然是心室R波；起搏夺获的也是心室而不是心房，故建议关闭以下与心房端口相关的功能：自动模式转换、心室安全起搏、心室感知反应（VSR）、reactive ATP、PR logic（ICD时）、心室率稳定（如CAFR）和心房率稳定功能（如ARS）等。自动感知保障功能打开时，感知灵敏度可能被调整到感知房颤波而抑制起搏脉冲发放，因此也应当关闭。

HBP和LBBP导线连接心房或心室端口有不同的程控建议见表5-9、表5-10。

表5-9 希氏束起搏/左束支起搏导线连接心房端口的程控建议

程控项目	程控设置
起搏模式和频率	DDD/DDDR，若HBP感知欠佳可设置为DVI/DVIR起搏模式
AV间期	PAV/SAV：100~150 ms，或AP-VS间期+50 ms，避免Pacing on T导致的致心律失常风险
心房感知灵敏度	HBP者适当降低感知灵敏度，避免感知到房颤波抑制脉冲发放，同时避免感知低下导致不恰当发放起搏脉冲
Mode Switch	关闭
自动感知保障	HBP关闭
VSP（心室安全起搏）	HBP、LBBP均应关闭
VSR（心室率稳定反应）	关闭
自动阈值管理	HBP关闭，LBBP时需人工确认自动调整的输出能夺获束支

注：HBP=希氏束起搏；LBBP=左束支起搏；房颤=心房颤动

表5-10 希氏束起搏/左束支起搏导线连接心室端口的程控建议

程控项目	程控设置
心室感知灵敏度	HBP者适当降低感知灵敏度，避免感知到房颤波抑制脉冲发放，同时避免感知低下导致不恰当发放起搏脉冲
自动感知保障	HBP关闭，LBBP同常规
自动阈值管理	HBP关闭，LBBP时需人工确认自动调整的输出能夺获束支

注：HBP=希氏束起搏；LBBP=左束支起搏；房颤=心房颤动

6.希浦系统起搏参与CRT-P的参数设置

表5-11示合并房颤的心衰患者希浦系统起搏导线连接CRT的心房端口的程控建议。表5-12示窦性心律的心衰患者希浦系统起搏的程控建议。

表5-11 合并心房颤动的心力衰竭患者希浦系统起搏导线连接CRT-P/D心房端口的程控建议

程控项目	程控设置
起搏模式和频率	DDDR，>70次/min（根据术前的平均心率，可以设置70~90次/min，建议开启睡眠频率比低限频率慢10次/min），心功能恢复后，可逐渐降低低限频率
AV间期	1.窄QRS或希浦系统起搏纠正完全者优先单点起搏，PAV/SAV：100~150 ms，或AP-VS间期+50 ms，避免Pacing on T导致的致心律失常风险
	2.若希浦系统起搏纠正束支传导阻滞阈值较高或不能纠正或存在远端阻滞纠正不完全，可用HBP/LBBP+BiV/LV起搏，根据心电图优化AV间期进一步缩短

注：CRT-P/D=心脏再同步治疗起搏器/除颤器；HBP=希氏束起搏；LBBP=左束支起搏；BiV=双心室；LV=左心室

表5-12 窦性心律的心力衰竭患者希浦系统起搏的程控建议

程控项目	程控设置
AV间期	PAV/SAV：100/70 ms（或者心电图优化），LBBP可通过AV调整融合自身右束支下传
VV间期	1.希浦系统起搏纠正BBB完全者优先希浦系统起搏，VV间期设置希浦系统起搏领先80 ms（或关闭LV或RV）
	2.若希浦系统起搏纠正BBB阈值较高，或纠正不完全，可用HBP/LBBP+LV起搏，或者HBP+LBBP，VV间期根据心电图优化

注：BBB=束支传导阻滞；HBP=希氏束起搏；LBBP=左束支起搏；LV=左心室；RV=右心室

7.希浦系统起搏参与ICD/CRT-D的参数设置

对于所有带除颤功能的装置，HBP和LBBP导线插在心房或右心室接口时，不能程控为单极起搏/感知模式，需要考虑到设置为双极（含tip-ring、tip-coil整合双极）模式后的感知、阈值和起搏图形的变化。

对于房颤患者，当希浦系统起搏导线连接于心房端口时须使用单腔ICD鉴别诊断的算法。对于窦性心律的心衰患者，若希浦系统起搏纠正LBBB不完全，希浦系统起搏导线可与左心室导线融合起搏，此时对于CRT-D患者需植入4根导线：右心房导线、右心室除颤导线、希浦系统起搏导线和左心室导线。必须测定希浦系统起搏导线和左心室导线的感知，选择双极起搏阈值稳定、R波感知好、无远场感知的导线连接脉冲发生器的RVP感知端口，原RV导线IS-1插头包埋。通常情况下因感知较低不会选择HBP导线。必要时可进行除颤阈值测试以策安全。需要注意的是左心室导线相对右心室导线容易脱位，而LBBP导线远期的可靠性目前尚未被证实，一旦脱位或发生导线故障会影响感知，尤其对于CRT-D者可能造成误感知和误放电，因此需充分衡量此种策略的必要性。对于此类患者，植入带有远程监测功能的CRT-D可尽早发现导线感知问题及心律失常事件，便于尽早处理。

部分原有束支传导阻滞或起搏依赖的患者，希浦系统起搏改变了心室激动顺序，也改变了心室复极顺序，术中及术后一段时间内可观察到QT间期延长，类似电张力调整性改变[114]。当起搏失夺获或部分与自身QRS波融合时，可出现T波电交替，对于植入ICD者可能因T波过感知而误放电，植入时需要特别注意。对于此类患者建议视患者不同情况选择：①调整感知极性（由tip-ring真双极改为整合双极tip to coil[115]）；②降低感知灵敏度；③开启T波识别功能；④通过提高起搏频率、调整AV间期等方法减少QT间期延长和T波电交替。同时可加用β受体阻滞剂等药物并严密观察和随访。

五、希氏-浦肯野系统起搏的随访和程控

（一）希浦系统起搏的随访

1.随访目的

希浦系统起搏随访的主要目的是保证希浦系统起搏工作正常，发现和处理希浦系统起搏相关的并发症，同时了解患者情况、评价器械状况、关注疾病变化，做相应调整[40，116]。

2.随访方式和频度

随访方式主要有诊室随访和远程监测两种。建议诊室随访为主，除常规起搏器的随访内容外，要注意区分传导束、心室肌以及纠正束支传导阻滞的阈值，这些阈值之间的差别需要通过诊室随访做体表心电图来明确。另外，术后参数异常、并发症的识别与处理等均需要诊室随访来确定和处理。而远程监测只能粗略显示起搏参数的趋势及记录事件，目前在希浦系统起搏随访中的获益尚不明确，仅作为诊室随访的补充。

建议希浦系统起搏的随访时间为植入术后的1~3个月，以后每6~12个月随访1次，起搏参数异常或接近择期更换适应证（elective replacement indicator, ERI）时增加随访频次。

3.随访内容

（1）患者情况：包括病史采集、体格检查、辅助检查、用药情况及调整等，均与常规心血管植入型电子器械（CIED）植入术后患者类似。

（2）参数测试与调整

1）测试方法：与常规CIED随访不同的是，建议在程控诊室内准备12导联心电图机，因为随访中需要明确内膜心肌、传导束夺获以及束支传导阻滞纠正阈值。负责程控和记录的人员应当接受相关培训并具备能识别出上述各种阈值的能力[40]。QRS时限的测量方法目前尚无统一标准，为便于比较，对于S-HBP和S-LBBP建议从12导联QRS波起始开始测量至QRS波终末；对于NS-HBP和NS-LBBP建议从起搏脉冲结束开始测量至QRS波终末。根据起搏图形、Sti-LVAT、程控仪腔内电图识别选择性与非选择性夺获（图5-10）、内膜阈值与传导束阈值，若Sti-LVAT延长要考虑传导束阈值增高。

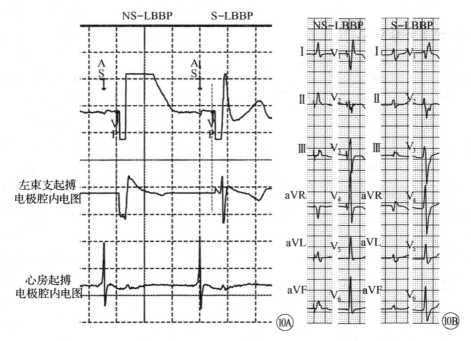

注：NS-LBBP=非选择性左束支起搏；S-LBBP=选择性左束支起搏；AS=心房感知；VP=心室起搏

图5-10 随访时根据程控仪腔内电图和体表12导联心电图判断NS-LBBP和S-LBBP

（10A：程控仪腔内电图，对应的虚线分别显示NS-LBBP和S-LBBP时VP脉冲信号与腔内V波之间无分离和有分离；10B：NS-LBBP和S-LBBP时体表12导联心电图）

2）测试内容与调整：记录希浦系统夺获阈值是否升高以及是否需要重置导线是随访安全性的主要关注点，包括任何明显或突然的希浦系统起搏阈值升高，远场心房感知过度及心室感知不良等。

希氏束解剖位于房室交界处，因此HBP存在阈值较高的不足，远期阈值升高的比例较常规RVP高，感知R波振幅较低（设置较高的感知灵敏度易造成感知过度，尤其是交叉感知）。因此，术后随访需要对起搏参数进行监测并做一定的程控调整。而对于LBBP，经过临床短中期随访显示其具有感知好、阈值低且稳定的特征，因此程控设置基本同常规RVP。

感知：因HBP感知较常规RVP低，因此测试时需要调整感知灵敏度，以避免感知过度及感知不足。对于HBP导线插在心房端口时，如果感知不足，双腔起搏器可以程控为DVI/DVIR模式，避免HBP导线感知过度房颤波抑制脉冲发放。

阈值：测试阈值时建议程控为单腔起搏模式，分别使用单极和双极进行测试，根据体表心电图和程控仪腔内电图识别选择性与非选择性夺获（图5-10）。单极和双极起搏时因阳极夺获可能造成起搏图形的差异，尤其多见于LBBP时，应分别记录单极和双极的阈值。有研究发现HBP平均随访2年，显著阈值升高需要导线重置的发生率为4.2%，约14%的患者希氏束夺获阈值超过2.5 V/1.0 ms[15]。若随访过程中，发现传导束夺获阈值升高明显而暂时不进行导线重置时，可考虑将脉宽提高至1.0 ms或以上，可以避免过高的起搏电压，减少脉冲发生器电池损耗，延长使用寿命[40]。对于植入ICD的患者，也可以通过调整起搏向量来降低夺获阈值[115]（如tip-ring改为tip-coil），但是需要充分评估并缩短随访间隔，在不能保证安全时及时重置导线，尤其是对于心室起搏依赖者。

阻抗：分别测定单极和双极阻抗及观察阻抗趋势图有助于判断有无室间隔穿孔和导线完整性与否。一般来说，随访中阻抗趋势较术后即刻下降，在术后1个月左右趋于稳定，多数文献报道单极阻抗多在400 Ω左右或以上[51, 63, 64, 73]。如果发现阻抗趋势骤降的变化可能提示导线头端脱位或室间隔穿孔，需要参考阈值、感知、超声心动图以及其他影像检查共同帮助判断。

（3）并发症的识别与处理

1）导线脱位：若随访时发现传导束和/或心肌内膜阈值升高，阻抗较前下降，可能为导线脱位。此时建议查X线胸片或超声心动图以明确。此外，还有传导束阈值升高但心肌内膜阈值稳定的情况[64]，可能为导线微脱位或传导系统病变进展。可根据患者情况、是否起搏依赖、心脏同步化需求、是否有备用起搏以及心肌内膜阈值等综合考量是否重置导线。

2）室间隔穿孔：多见于LBBP，若测得的单极阻抗明显下降、阈值明显升高，即使双极阈值尚能接受也要考虑导线头端部分穿孔至左心室腔，此时建议查

X线胸片或超声心动图以明确。此外，还要注意导线头端是否有血栓形成。若确定为穿孔，则需考虑导线重置，以避免进一步穿孔至完全失夺获及穿孔部位血栓形成。

3）传导束损伤：术中一过性损伤多见，术后大多能恢复，对于术中有右束支损伤者，随访时建议自身心律下做12导联心电图观察是否恢复。

4）其他：对于LBBP术后随访超声心动图发现导线头端略突出于室间隔但起搏参数均稳定在正常范围的患者，是否需要抗凝，目前还不明确。对于导线在间隔内的长期稳定性和耐疲劳性，目前也还不清楚，需要随访时关注。

（二）希浦系统起搏术后程控

1．填写备注信息

无论是HBP还是LBBP，为了使程控人员正确理解参数设置，进行合理的程控，建议在术后参数程控时规范填写"患者信息"，尤其是导线型号及其植入部位，并且备注希浦系统起搏导线插孔信息。

2．感知和阈值参数相关的调整

见"希氏-浦肯野系统起搏术中导线插接与参数设置"。

3．调整AV、VV间期

（1）AV间期：随访时观察测定自身PR间期、基础心率是否有变化，因上述变化可能会影响原先设定的AV间期，导致融合波形发生变化，此时可根据心电图调整AV间期。LBBB患者若术中出现右束支损伤，随访时可行心电图检查观察右束支损伤是否恢复，若恢复则需要根据心电图调整AV间期。若随访时发现纠正束支阻滞阈值升高，可改为希浦系统联合心室同时起搏，根据心电图或超声心动图优化AV间期（见"希氏-浦肯野系统起搏术中导线插接与参数设置"）。

（2）VV间期：随访时通过心电图确定纠正束支阻滞的阈值及观察是否纠正完全，其相应设置见"希氏-浦肯野系统起搏术中导线插接与参数设置"。

4．起搏极性的特殊性

远端HBP和LBBP导线在室间隔内的深度较深，除了不同输出外，不同的起搏极性也会产生不同的起搏图形。术后随访测试双极起搏阈值时，应观察和记录阳极夺获的阈值。另外，设置不同极性测定相关参数亦对临床有一定参考意义。如单、双极起搏时夺获传导束的阈值相差很大时要考虑可能存在导线脱位或者穿孔，此时，建议超声心动图检查以明确导线位置。

对于远端HBP和LBBP插左心室端口者，若电极环端接触到间隔面，则电极头端和环端可分别作为阴极进行起搏，若随访过程中出现电极头端阈值升高时，可改用双极起搏或者以环端为阴极起搏，但需保证起搏的安全性，同时评估其电同步性。

5.LBBP时减少或消除RBBB图形的程控方法

首先，LBBP时出现RBBB形态，其左心室的电同步性并不受影响，仅是右心室收缩相比左心室延迟，此种延迟对于心功能或者预后的影响目前尚无定论，但通过程控可减少或消除RBBB图形，具体方法如下[29, 30]。

（1）双极起搏阳极夺获：建议在可接受的输出电压时（如3.5V/0.4ms）使用双极起搏阳极夺获来部分补偿右心室的延迟激动，但非强制要求程控输出高于阳极夺获的阈值。最终的起搏输出需衡量临床上是否需要阳极夺获及预防电池过早耗竭。

（2）AV间期调整：对于自身PR间期正常或可接受的LBBB患者可通过调整AV间期融合自身右束支下传来消除RBBB图形。可通过体表心电图手动优化AV间期。需注意的是，此AV间期的优化是固定的，随着心率的变化融合的起搏图形会有差异，因此，建议随访时根据体表心电图调整。

六、结语

本共识是在中华医学会心电生理和起搏分会、中国医师协会心律学专业委员会组织下，集合国内希浦系统起搏领域相关专家结合国际相关共识、国内外研究和专家临床实践经验撰写而成。其中LBBP是首次在国际上以专家共识的形式对其进行全方位阐述。目前希浦系统起搏的定义、植入标准及非随机对照研究（包括参数稳定性、心室同步性指标改善等）的正性结果都已基本明确，但仍缺乏大样本、随机、对照试验来进一步证实希浦系统起搏的长期临床疗效及LBBP术后导线的长期安全性。制定本共识的目的是进一步规范和指导希浦系统起搏技术在国内各医疗中心的临床应用，有效促进中国更加合理、合规地为有适应证的患者进行生理性起搏。本共识中有关适应证的推荐为国内今后有的放矢地开展希浦系统起搏提供了行业依据。希望通过本共识的出台，能进一步促进中国有序开展希浦系统起搏的临床研究工作，保持中国在希浦系统起搏领域的国际领先地位，使具有适应证的患者从希浦系统起搏中真正获益。

执笔人（按姓氏汉语拼音排序）：

陈柯萍　陈学颖　戴　研　侯小锋　华　伟　黄伟剑　梁延春　刘兴斌　苏　蓝　宿燕岗　邹建刚

中华医学会心电生理和起搏分会第七届委员会希浦系统起搏工作委员会成员（按姓氏汉语拼音排序）：

蔡彬妮（厦门大学附属心血管病医院），蔡琳（成都市第三人民医院），常栋（厦门大学附属心血管病医院），陈柯萍（中国医学科学院阜外医院），陈琦（南昌大学第二附属医院），陈学颖（复旦大学附属中山医院），陈样新（中山大学孙逸仙纪念医院），戴研（中国医学科学院阜外医院），范洁（云南省第一人民医院），傅发源（福建医科大学附属协和医院），傅国胜（浙江大学医学院附属邵逸夫医院），高连君（大连医科大学附属第一医院），顾敏（中国医学科学院阜外医院），韩宏伟（武汉亚洲心脏病医院），侯小锋（南京医科大学第一附属医院），华伟（中国医学科学院阜外医院），黄德嘉（四川大学华西医院），黄伟剑（温州医科大学附属第一医院），蓝荣芳（南京大学医学院附属鼓楼医院），李若谷（上海交通大学附属胸科医院），李述峰（哈尔滨医科大学附属第二医院），李新华（临沂市人民医院），梁延春（中国人民解放军北部战区总医院），刘兴斌（四川大学华西医院），刘兴鹏（首都医科大学附属北京朝阳医院），邱春光（郑州大学第一附属医院），单其俊（南京医科大学第一附属医院），盛夏（浙江大学医学院附属邵逸夫医院），苏蓝（温州医科大学附属第一医院），苏晞（武汉亚洲心脏病医院），宿燕岗（复旦大学附属中山医院），陶剑虹（四川省人民医院），王景峰（中山大学孙逸仙纪念医院），许静（天津市胸科医院），徐伟（南京大学医学院附属鼓楼医院），徐原宁（四川大学华西医院），杨兵（同济大学附属东方医院），于海波（中国人民解放军北部战区总医院），张澍（中国医学科学院阜外医院），赵玲（昆明医科大学第一附属医院），郑强荪（西安交通大学第二附属医院），邹建刚（南京医科大学第一附属医院）

专家工作组秘书：吴圣杰

利益冲突：所有作者均声明不存在利益冲突。

参考文献

[1]LamasGA，OravEJ，StamblerBS，et al. Quality of life and clinical outcomes in elderly patients treated with ventricular pacing as compared with dual-chamber pacing. Pacemaker selection in the elderly investigators[J]. N Engl J Med，1998，338（16）：1097-1104. DOI：10.1056/NEJM199804163381602.

[2]LamasGA，LeeKL，SweeneyMO，et al. Ventricular pacing or dual-chamber pacing for sinus-node dysfunction[J]. N Engl J Med，2002，346（24）：1854-1862. DOI：10.1056/NEJMoa013040.

[3]ToffWD，CammAJ，SkehanJD，et al. Single-chamber versus dual-chamber pacing for high-grade atrioventricular block[J]. N Engl J Med，2005，353（2）：145-155. DOI：10.1056/NEJMoa042283.

[4]TseHF，WongKK，SiuCW，et al. Upgrading pacemaker patients with right ventricu-

lar apical pacing to right ventricular septal pacing improves left ventricular performance and functional capacity[J]. J Cardiovasc Electrophysiol, 2009, 20 (8): 901-905. DOI: 10.1111/j.1540-8167.2009.01470.x.

[5]KyptaA, SteinwenderC, KammlerJ, et al. Long-term outcomes in patients with atrioventricular block undergoing septal ventricular lead implantation compared with standard apical pacing[J]. Europace, 2008, 10 (5): 574-579. DOI: 10.1093/europace/eun085.

[6]RiahiS, NielsenJC, HjortshøjS, et al. Heart failure in patients with sick sinus syndrome treated with single lead atrial or dual-chamber pacing: no association with pacing mode or right ventricular pacing site[J]. Europace, 2012, 14 (10): 1475-1482. DOI: 10.1093/europace/eus069.

[7]KayeGC, LinkerNJ, MarwickTH, et al. Effect of right ventricular pacing lead site on left ventricular function in patients with high-grade atrioventricular block: results of the Protect-Pace study[J]. Eur Heart J, 2015, 36 (14): 856-862. DOI: 10.1093/eurheartj/ehu304.

[8]CurtisAB, WorleySJ, AdamsonPB, et al. Biventricular pacing for atrioventricular block and systolic dysfunction[J]. N Engl J Med, 2013, 368 (17): 1585-1593. DOI: 10.1056/NEJMoa1210356.

[9]ScherlagBJ, LauSH, HelfantRH, et al. Catheter technique for recording His bundle activity in man[J]. Circulation, 1969, 39 (1): 13-18. DOI: 10.1161 / 01. cir.39.1.13.

[10]NarulaOS, ScherlagBJ, SametP. Pervenous pacing of the specialized conducting system in man. His bundle and A-V nodal stimulation[J]. Circulation, 1970, 41 (1): 77-87. DOI: 10.1161/01.cir.41.1.77.

[11]DeshmukhP, CasavantDA, RomanyshynM, et al. Permanent, direct His-bundle pacing: a novel approach to cardiac pacing in patients with normal His-Purkinje activation[J]. Circulation, 2000, 101 (8): 869-877. DOI: 10.1161 / 01. cir.101.8.869.

[12]ZanonF, BaraccaE, AggioS, et al. A feasible approach for direct His-bundle pacing using a new steerable catheter to facilitate precise lead placement[J]. J Cardiovasc Electrophysiol, 2006, 17 (1): 29-33. DOI: 10.1111/j.1540-8167.2005.00285.x.

[13]ZanonF, EllenbogenKA, DandamudiG, et al. Permanent His-bundle pacing: a systematic literature review and meta-analysis[J]. Europace, 2018, 20 (11):

1819-1826. DOI: 10.1093/europace/euy058.

[14]ZanonF, SvetlichC, OcchettaE, et al. Safety and performance of a system specifically designed for selective site pacing[J]. Pacing Clin Electrophysiol, 2011, 34 (3): 339-347. DOI: 10.1111/j.1540-8159.2010.02951.x.

[15]AbdelrahmanM, SubzposhFA, BeerD, et al. Clinical outcomes of His bundle pacing compared to right ventricular pacing[J]. J Am Coll Cardiol, 2018, 71 (20): 2319-2330. DOI: 10.1016/j.jacc.2018.02.048.

[16]UpadhyayGA, VijayaramanP, NayakHM, et al. His corrective pacing or biventricular pacing for cardiac resynchronization in heart failure[J]. J Am Coll Cardiol, 2019, 74 (1): 157-159. DOI: 10.1016/j.jacc.2019.04.026.

[17]HuangW, SuL, WuS, et al. Benefits of permanent His bundle pacing combined with atrioventricular node ablation in atrial fibrillation patients with heart failure with both preserved and reduced left ventricular ejection fraction[J]. J Am Heart Assoc, 2017, 6 (4): e005309. DOI: 10.1161/JAHA.116.005309.

[18]ZhangJ, GuoJ, HouX, et al. Comparison of the effects of selective and non-selective His bundle pacing on cardiac electrical and mechanical synchrony[J]. Europace, 2018, 20 (6): 1010-1017. DOI: 10.1093/europace/eux120.

[19]王垚，钱智勇，张金龙，等.希氏束起搏对心脏机械同步性的影响[J].中华心律失常学杂志, 2018, 22 (2): 117-122. DOI: 10.3760/cma.j.issn.1007-6638.2018.02.006.

[20]HuangW, SuL, WuS, et al. Long-term outcomes of His bundle pacing in patients with heart failure with left bundle branch block[J]. Heart, 2019, 105 (2): 137-143. DOI: 10.1136/heartjnl-2018-313415.

[21]VijayaramanP, EllenbogenKA. Approach to permanent His bundle pacing in challenging implants[J]. Heart Rhythm, 2018, 15 (9): 1428-1431. DOI: 10.1016/j.hrthm.2018.03.006.

[22]SharmaPS, VijayaramanP, EllenbogenKA. Permanent His bundle pacing: shaping the future of physiological ventricular pacing[J]. Nat Rev Cardiol, 2020, 17 (1): 22-36. DOI: 10.1038/s41569-019-0224-z.

[23]SuL, WuS, WangS, et al. Pacing parameters and success rates of permanent His-bundle pacing in patients with narrow QRS: a single-centre experience[J]. Europace, 2019, 21 (5): 763-770. DOI: 10.1093/europace/euy281.

[24]GuM, HuY, HuaW, et al. Visualization of tricuspid valve annulus for implantation

of His bundle pacing in patients with symptomatic bradycardia[J]. J Cardiovasc Electrophysiol，2019，30（10）：2164-2169. DOI：10.1111/jce.14140.

[25]GuM，NiuH，HuY，et al. Permanent His bundle pacing implantation facilitated by visualization of the tricuspid valve annulus[J]. Circ Arrhythm Electrophysiol，2020，13（10）：e008370. DOI：10.1161/CIRCEP.120.008370.

[26]Mafi-RadM，LuermansJG，BlaauwY，et al. Feasibility and acute hemodynamic effect of left ventricular septal pacing by transvenous approach through the interventricular septum[J]. Circ Arrhythm Electrophysiol，2016，9（3）：e003344. DOI：10.1161/CIRCEP.115.003344.

[27]HuangW，SuL，WuS，et al. A novel pacing strategy with low and stable output：pacing the left bundle branch immediately beyond the conduction block[J]. Can J Cardiol，2017，33（12）：1736.e1-1736.e3. DOI：10.1016/j.cjca.2017.09.013.

[28]ChenK，LiY，DaiY，et al. Comparison of electrocardiogram characteristics and pacing parameters between left bundle branch pacing and right ventricular pacing in patients receiving pacemaker therapy[J]. Europace，2019，21（4）：673-680. DOI：10.1093/europace/euy252.

[29]HuangW，ChenX，SuL，et al. A beginner's guide to permanent left bundle branch pacing[J]. Heart Rhythm，2019，16（12）：1791-1796. DOI：10.1016/j.hrthm.2019.06.016.

[30]ChenK，LiY. How to implant left bundle branch pacing lead in routine clinical practice[J]. J Cardiovasc Electrophysiol，2019，30（11）：2569-2577. DOI：10.1111/jce.14190.

[31]ZhangS，ZhouX，GoldMR. Left bundle branch pacing：JACC review topic of the week[J]. J Am Coll Cardiol，2019，74（24）：3039-3049. DOI：10.1016/j.jacc.2019.10.039.

[32]吴圣杰，苏蓝，项文豪，等. 永久左束支起搏心脏再同步治疗在左束支阻滞患者远期疗效的初步研究[J]. 中华心律失常学，2019，23（5）：399-404. DOI：10.3760/cma.j.issn.1007-6638.2019.05.004.

[33]ZhangW，HuangJ，QiY，et al. Cardiac resynchronization therapy by left bundle branch area pacing in patients with heart failure and left bundle branch block[J]. Heart Rhythm，2019，16（12）：1783-1790. DOI：10.1016/j.hrthm.2019.09.006.

[34]HuangW，WuS，VijayaramanP，et al. Cardiac resynchronization therapy in patients with nonischemic cardiomyopathy using left bundle branch pacing[J]. JACC Clin

Electrophysiol，2020，6（7）：849-858. DOI：10.1016/j.jacep.2020.04.011.

[35]HuaW，FanX，LiX，et al. Comparison of left bundle branch and his bundle pacing in bradycardia patients[J]. JACC Clin Electrophysiol，2020，6（10）：1291-1299. DOI：10.1016/j.jacep.2020.05.008.

[36]WuS，SuL，VijayaramanP，et al. Left bundle branch pacing for cardiac resynchronization therapy：non-randomized on treatment comparison with His bundle pacing and biventricular pacing[J/OL]. Can J Cardiol，2020[2020-05-14]. https：//linkinghub. elsevier. com / retrieve / pii / S0828282X20304396. DOI： 10.1016 / j. cjca.2020.04.037.

[37]LiX，QiuC，XieR，et al. Left bundle branch area pacing delivery of cardiac resynchronization therapy and comparison with biventricular pacing[J]. ESC Heart Fail，2020，7（4）：1711-1722. DOI：10.1002/ehf2.12731.

[38]ChenX，JinQ，LiB，et al. Electrophysiological parameters and anatomical evaluation of left bundle branch pacing in an in vivo canine model[J]. J Cardiovasc Electrophysiol，2020，31（1）：214-219. DOI：10.1111/jce.14300.

[39]吴高俊，苏蓝，方丹红，等. 永久希氏束起搏临床应用[J]. 中华心律失常学杂志，2012，16（4）：302-306. DOI：10.3760/cma.j.issn.1007-6638.2012.04.004.

[40]VijayaramanP，DandamudiG，ZanonF，et al. Permanent His bundle pacing：recommendations from a Multicenter His Bundle Pacing Collaborative Working Group for standardization of definitions，implant measurements，and follow-up[J]. Heart Rhythm，2018，15（3）：460-468. DOI：10.1016/j.hrthm.2017.10.039.

[41]Writing Committee Members，KusumotoFM，SchoenfeldMH，et al. 2018 ACC / AHA/HRS guideline on the evaluation and management of patients with bradycardia and cardiac conduction delay：A Report of the American College of Cardiology/American Heart Association Task Force on Clinical Practice Guidelines and the Heart Rhythm Society[J]. Heart Rhythm，2019，16（9）：e128-e226. DOI：10.1016/j.hrthm.2018.10.037.

[42]中华医学会心血管病学分会心力衰竭学组，中国医师协会心力衰竭专业委员会，中华心血管病杂志编辑委员会. 中国心力衰竭诊断和治疗指南2018[J]. 中华心血管病，2018，46（10）：760-789. DOI：10.3760/cma.j.issn.0253-3758.2018.10.004.

[43]BrugadaJ，KatritsisDG，ArbeloE，et al. 2019 ESC Guidelines for the management of patients with supraventricular tachycardia The Task Force for the management of pa-

tients with supraventricular tachycardia of the European Society of Cardiology （ESC）
[J]. Eur Heart J, 2020, 41 （5）: 655-720. DOI: 10.1093/eurheartj/ehz467.

[44]MattsonAR, MattsonE, MesichML, et al. Electrical parameters for physiological
His-Purkinje pacing vary by implant location in an ex vivo canine model[J]. Heart
Rhythm, 2019, 16 （3）: 443-450. DOI: 10.1016/j.hrthm.2018.09.009.

[45]SharmaPS, HuangHD, TrohmanRG, et al. Low fluoroscopy permanent His bundle
pacing using electroanatomic mapping: a feasibility study[J]. Circ Arrhythm Electro-
physiol, 2019, 12 （2）: e006967. DOI: 10.1161/CIRCEP.118.006967.

[46]SunJY, ShaYQ, SunQY, et al. The long-term therapeutic effects of His-Purkinje
system pacing on bradycardia and cardiac conduction dysfunction compared with right
ventricular pacing: a systematic review and meta-analysis[J]. J Cardiovasc Electro-
physiol, 2020, 31 （5）: 1202-1210. DOI: 10.1111/jce.14445.

[47]VijayaramanP, DandamudiG, WorsnickS, et al. Acute His-bundle injury current
during permanent His-bundle pacing predicts excellent pacing outcomes[J]. Pacing
Clin Electrophysiol, 2015, 38 （5）: 540-546. DOI: 10.1111/pace.12571.

[48]SatoT, SoejimaK, MaedaA, et al. Deep negative deflection in unipolar His-bundle
electrogram as a predictor of excellent His-bundle pacing threshold postimplant[J].
Circ Arrhythm Electrophysiol, 2019, 12 （6）: e007415. DOI: 10.1161/CIR-
CEP.119.007415.

[49]QianZ, ZouF, WangY, et al. Permanent His bundle pacing in heart failure pa-
tients: a systematic review and Meta-analysis[J/OL]. Pacing Clin Electrophysiol,
2018: pace.13565[2019-12-04]. https: //onlinelibrary.wiley.com/doi/abs/10.1111/
pace.13565. DOI: 10.1111/pace.13565.

[50]ChenX, WuS, SuL, et al. The characteristics of the electrocardiogram and the in-
tracardiac electrogram in left bundle branch pacing[J]. J Cardiovasc Electrophysiol,
2019, 30 （7）: 1096-1101. DOI: 10.1111/jce.13956.

[51]SuL, XuT, CaiM, et al. Electrophysiological characteristics and clinical values of
left bundle branch current of injury in left bundle branch pacing[J]. J Cardiovasc Elec-
trophysiol, 2020, 31 （4）: 834-842. DOI: 10.1111/jce.14377.

[52]PadalaSK, EllenbogenKA. Left bundle branch pacing is the best approach to physio-
logical pacing[J]. Heart Rhythm, 2020, 1 （1）: 59-67. DOI: 10.1016/j.
hroo.2020.03.002.

[53]QianZ, WangY, HouX, et al. A pilot study to determine if left ventricular activa-

tion time is a useful parameter for left bundle branch capture: validated by ventricular mechanical synchrony with SPECT imaging[J / OL]. J Nucl Cardiol, 2020: 1-9 [2020-05-11]. https: //doi. org / 10.1007 / s12350-020-02111-6. DOI: 10.1007 / s12350-020-02111-6.

[54]HuangW, ChenX, WuS. The comparison of characteristics of intraseptal pacing with and without left bundle branch capture confirmed by direct recruited proximal or distal conduction system, Bangkok, 2019[C]. APHRS, 2019.

[55]TarawaS. Das Reizleitungssystem des säugetierherzens: eine anatomisch-histologus-che studie über das atrioventrikularbündel und die Purkinjeschen fäden[M]. Jena, Stuttgart: Gustav Fischer, 1906.

[56]MassingGK, JamesTN. Anatomical configuration of the His bundle and bundle branches in the human heart[J]. Circulation, 1976, 53 (4): 609-621.DOI: 10.1161/ 01.cir.53.4.609.

[57]JiangH, HouX, QianZ, et al. A novel 9-partition method using fluoroscopic imag-es for guiding left bundle branch pacing[J]. Heart Rhythm, 2020, 17 (10): 1759-1767. DOI: 10.1016/j.hrthm.2020.05.018.

[58]SuR, WangX, LiangZ, et al. Simplifying physiological left bundle branch area pac-ing using a new nine partition method[J / OL]. Can J Cardiol, 2020[2020-05-20]. https: //linkinghub.elsevier.com/retrieve/pii/S0828282X20304578. DOI: 10.1016/ j.cjca.2020.05.011.

[59]匡晓晖, 张曦, 高晓龙, 等. 心腔内超声指导左束支起搏[J]. 中华心律失常学 2019, 23 (2): 109-114.DOI: 10.3760/cma.j.issn.1007-6638.2019.02.004.

[60]VijayaramanP, PanikkathR. Intracardiac echocardiography-guided left bundle branch pacing in a patient with tricuspid valve replacement[J]. J Cardiovasc Electro-physiol, 2019, 30 (11): 2525-2527. DOI: 10.1111/jce.14205.

[61]VijayaramanP, PanikkathR, MascarenhasV, et al. Left bundle branch pacing uti-lizing three dimensional mapping[J]. J Cardiovasc Electrophysiol, 2019, 30 (12): 3050-3056. DOI: 10.1111/jce.14242.

[62]MooreJP, GallottiR, ShannonKM, et al. Permanent conduction system pacing for congenitally corrected transposition of the great arteries: a Pediatric and Congenital Electrophysiology Society (PACES) /International Society for Adult Congenital Heart Disease (ISACHD) Collaborative Study[J/OL]. Heart Rhythm, 2020, 17 (6): 991-997[2020-08-02]. http: //www. heartrhythmjournal. com / article /

S1547527120300886/fulltext. DOI： 10.1016/j.hrthm.2020.01.033.

[63]GuoJ， LiL， MengF， et al. Short-term and intermediate-term performance and safety of left bundle branch pacing[J]. J Cardiovasc Electrophysiol， 2020， 31 （6）： 1472-1481. DOI： 10.1111/jce.14463.

[64]钱智勇，王垚，侯小锋，等.左束支起搏患者导线稳定性的观察[J].中华心律失常学， 2019， 23 （5）： 411-416.DOI： 10.3760/cma.j.issn.1007-6638. 2019.05.006.

[65]LiangY， YuH， WangN， et al. Cycle length criteria for His-bundle capture are capable of determining pacing types misclassified by output criteria[J]. Heart Rhythm， 2019， 16 （11）： 1629-1635.DOI： 10.1016/j.hrthm.2019.04.032.

[66]JastrzębskiM， MoskalP， BednarekA， et al. His bundle has a shorter chronaxie than does the adjacent ventricular myocardium： implications for pacemaker programming[J]. Heart Rhythm， 2019， 16 （12）： 1808-1816. DOI： 10.1016 / j. hrthm.2019.06.001.

[67]HuangW， SuL， WuS. Pacing treatment of atrial fibrillation patients with heart failure： His bundle pacing combined with atrioventricular node ablation[J]. Card Electrophysiol Clin， 2018， 10 （3）： 519-535. DOI： 10.1016/j.ccep.2018.05.016.

[68]HouX， QianZ， WangY， et al. Feasibility and cardiac synchrony of permanent left bundle branch pacing through the interventricular septum[J]. Europace， 2019， 21 （11）： 1694-1702. DOI： 10.1093/europace/euz188.

[69]CaiB， HuangX， LiL， et al. Evaluation of cardiac synchrony in left bundle branch pacing： insights from echocardiographic research[J]. J Cardiovasc Electrophysiol， 2020， 31 （2）： 560-569. DOI： 10.1111/jce.14342.

[70]PadelettiL， LiebermanR， SchreuderJ， et al. Acute effects of His bundle pacing versus left ventricular and right ventricular pacing on left ventricular function[J]. Am J Cardiol， 2007， 100 （10）： 1556-1560. DOI： 10.1016/j.amjcard.2007.06.055.

[71]VijayaramanP， NaperkowskiA， EllenbogenKA， et al. Electrophysiologic insights into site of atrioventricular block： lessons from permanent His bundle pacing[J]. JACC Clin Electrophysiol， 2015， 1 （6）： 571-581. DOI： 10.1016 / j. jacep.2015.09.012.

[72]KronborgMB， MortensenPT， PoulsenSH， et al. His or para-His pacing preserves left ventricular function in atrioventricular block： a double-blind， randomized， crossover study[J]. Europace， 2014， 16 （8）： 1189-1196. DOI： 10.1093/euro-

pace/euu011.

[73]VijayaramanP，NaperkowskiA，SubzposhFA，et al. Permanent His−bundle pac-
　　ing：long−term lead performance and clinical outcomes[J]. Heart Rhythm，2018，15
　　（5）：696−702. DOI：10.1016/j.hrthm.2017.12.022.

[74]OcchettaE，BortnikM，MagnaniA，et al. Prevention of ventricular desynchroniza-
　　tion by permanent para−Hisian pacing after atrioventricular node ablation in chronic
　　atrial fibrillation：a crossover，blinded，randomized study versus apical right ven-
　　tricular pacing[J]. J Am Coll Cardiol，2006，47（10）：1938−1945. DOI：
　　10.1016/j.jacc.2006.01.056.

[75]VijayaramanP，SubzposhFA，NaperkowskiA. Atrioventricular node ablation and
　　His bundle pacing[J]. Europace，2017，19（suppl_4）：iv10−iv16. DOI：
　　10.1093/europace/eux263.

[76]ShanP，SuL，ZhouX，et al. Beneficial effects of upgrading to His bundle pacing in
　　chronically paced patients with left ventricular ejection fraction <50[J]. Heart Rhythm，
　　2018，15（3）：405−412. DOI：10.1016/j.hrthm.2017.10.031.

[77]VijayaramanP，HerwegB，DandamudiG，et al. Outcomes of His−bundle pacing
　　upgrade after long−term right ventricular pacing and/or pacing−induced cardiomyopa-
　　thy：insights into disease progression[J]. Heart Rhythm，2019，16（10）：1554−
　　1561. DOI：10.1016/j.hrthm.2019.03.026.

[78]YeY，ZhangZ，ShengX，et al. Upgrade to His bundle pacing in pacing−dependent
　　patients referred for pulse generator change：feasibility and intermediate term follow
　　up[J]. Int J Cardiol，2018，260：88−92. DOI：10.1016/j.ijcard.2018.01.105.

[79]WangS，WuS，XuL，et al. Feasibility and Efficacy of His bundle pacing or left bun-
　　dle pacing combined with atrioventricular node ablation in patients with persistent atri-
　　al fibrillation and implantable cardioverter−defibrillator therapy[J]. J Am Heart Assoc，
　　2019，8（24）：e014253. DOI：10.1161/JAHA.119.014253.

[80]WuS，SuL，WangS，et al. Peri−left bundle branch pacing in a patient with right
　　ventricular pacing−induced cardiomyopathy and atrioventricular infra−Hisian block
　　[J]. Europace，2019，21（7）：1038. DOI：10.1093/europace/euz031.

[81]VijayaramanP，CanoÓ，KoruthJS，et al. His−Purkinje conduction system pacing
　　following transcatheter aortic valve replacement：feasibility and safety[J]. JACC Clin
　　Electrophysiol，2020，6（6）：649−657. DOI：10.1016/j.jacep.2020.02.010.

[82]HuangW，SuL，WangS，et al. Left bundle branch pacing，procedure characteris-

希氏-浦肯野系统起搏技术

tics, feasibility and long-term safety: insights from a large sample single center study [C].AHA Scientific Session. .

[83]LinJ, ChenK, DaiY, et al. Bilateral bundle branch area pacing to achieve physiological conduction system activation[J]. Circ Arrhythm Electrophysiol, 2020, 13 (8): e008267. DOI: 10.1161/CIRCEP.119.008267.

[84]Moriña-VázquezP, Barba-PichardoR, Venegas-GameroJ, et al. Cardiac resynchronization through selective His bundle pacing in a patient with the so-called Infra-His atrioventricular block[J]. Pacing Clin Electrophysiol, 2005, 28 (7): 726-729. DOI: 10.1111/j.1540-8159.2005.00150.x.

[85]UpadhyayGA, TungR. His bundle pacing for cardiac resynchronization[J]. Card Electrophysiol Clin, 2018, 10 (3): 511-517. DOI: 10.1016/j.ccep.2018.05.010.

[86]TengAE, LustgartenDL, VijayaramanP, et al. Usefulness of His bundle pacing to achieve electrical resynchronization in patients with complete left bundle branch block and the relation between native QRS axis, duration, and normalization[J]. Am J Cardiol, 2016, 118 (4): 527-534. DOI: 10.1016/j.amjcard.2016.05.049.

[87]AjijolaOA, UpadhyayGA, MaciasC, et al. Permanent His-bundle pacing for cardiac resynchronization therapy: initial feasibility study in lieu of left ventricular lead [J]. Heart Rhythm, 2017, 14 (9): 1353-1361. DOI: 10.1016/j.hrthm.2017.04.003.

[88]LustgartenDL, CalameS, CrespoEM, et al. Electrical resynchronization induced by direct His-bundle pacing[J]. Heart Rhythm, 2010, 7 (1): 15-21. DOI: 10.1016/j.hrthm.2009.09.066.

[89]El-SherifN, Amay-Y-LeonF, SchonfieldC, et al. Normalization of bundle branch block patterns by distal His bundle pacing. Clinical and experimental evidence of longitudinal dissociation in the pathologic his bundle[J]. Circulation, 1978, 57 (3): 473-483. DOI: 10.1161/01.cir.57.3.473.

[90]ZhouX, KnisleySB, SmithWM, et al. Spatial changes in the transmembrane potential during extracellular electric stimulation[J]. Circ Res, 1998, 83 (10): 1003-1014. DOI: 10.1161/01.res.83.10.1003.

[91]NarulaOS. Longitudinal dissociation in the His bundle. Bundle branch block due to asynchronous conduction within the His bundle in man[J]. Circulation, 1977, 56 (6): 996-1006. DOI: 10.1161/01.cir.56.6.996.

[92]WuS, SuL, ZhengR, et al. New-onset intrinsic and paced QRS morphology of right bundle branch block pattern after atrioventricular nodal ablation: longitudinal disso-

ciation or anatomical bifurcation?[J]. J Cardiovasc Electrophysiol, 2020, 31 (5): 1218-1221. DOI: 10.1111/jce.14469.

[93]UpadhyayGA, CherianT, ShatzDY, et al. Intracardiac delineation of septal conduction in left bundle-branch block patterns[J]. Circulation, 2019, 139 (16): 1876-1888. DOI: 10.1161/CIRCULATIONAHA.118.038648.

[94]VijayaramanP, HerwegB, EllenbogenKA, et al. His-optimized cardiac resynchronization therapy to maximize electrical resynchronization: a feasibility study[J]. Circ Arrhythm Electrophysiol, 2019, 12 (2): e006934. DOI: 10.1161 / CIRCEP.118.006934.

[95]SharmaPS, NaperkowskiA, BauchTD, et al. Permanent His bundle pacing for cardiac resynchronization therapy in patients with heart failure and right bundle branch block[J]. Circ Arrhythm Electrophysiol, 2018, 11 (9): e006613. DOI: 10.1161/CIRCEP.118.006613.

[96]ShanP, SuL, ChenX, et al. Direct His-bundle pacing improved left ventricular function and remodelling in a biventricular pacing nonresponder[J]. Can J Cardiol, 2016, 32 (12): 1577.e1-1577.e4. DOI: 10.1016/j.cjca.2015.10.024.

[97]SharmaPS, DandamudiG, HerwegB, et al. Permanent His-bundle pacing as an alternative to biventricular pacing for cardiac resynchronization therapy: a multicenter experience[J]. Heart Rhythm, 2018, 15 (3): 413-420. DOI: 10.1016 / j.hrthm.2017.10.014.

[98]ArnoldAD, Shun-ShinMJ, KeeneD, et al. His resynchronization versus biventricular pacing in patients with heart failure and left bundle branch block[J]. J Am Coll Cardiol, 2018, 72 (24): 3112-3122. DOI: 10.1016/j.jacc.2018.09.073.

[99]LustgartenDL, CrespoEM, Arkhipova-JenkinsI, et al. His-bundle pacing versus biventricular pacing in cardiac resynchronization therapy patients: a crossover design comparison[J]. Heart Rhythm, 2015, 12 (7): 1548-1557. DOI: 10.1016/j.hrthm.2015.03.048.

[100]UpadhyayGA, VijayaramanP, NayakHM, et al. On-treatment comparison between corrective His bundle pacing and biventricular pacing for cardiac resynchronization: a secondary analysis of the His-SYNC Pilot Trial[J]. Heart Rhythm, 2019, 16 (12): 1797-1807. DOI: 10.1016/j.hrthm.2019.05.009.

[101]LiX, LiH, MaW, et al. Permanent left bundle branch area pacing for atrioventricular block: feasibility, safety, and acute effect[J]. Heart Rhythm, 2019, 16

（12）：1766-1773. DOI：10.1016/j.hrthm.2019.04.043.

[102]VijayaramanP，SubzposhFA，NaperkowskiA，et al. Prospective evaluation of fea-
sibility and electrophysiologic and echocardiographic characteristics of left bundle
branch area pacing[J]. Heart Rhythm，2019，16（12）：1774-1782. DOI：
10.1016/j.hrthm.2019.05.011.

[103]陈学颖，汪菁峰，秦胜梅，等. 慢性心力衰竭合并永久性心房颤动患者希
氏–浦肯野系统起搏的可行性与疗效探讨[J]. 中华心律失常学，2019，23
（5）：405-410. DOI：10.3760/cma.j.issn.1007-6638.2019.05.005.

[104]LiY，ChenK，DaiY，et al. Recovery of complete left bundle branch block follow-
ing heart failure improvement by left bundle branch pacing in a patient[J]. J Cardio-
vasc Electrophysiol，2019，30（9）：1714-1717. DOI：10.1111/jce.14034.

[105]VijayaramanP. His-bundle pacing to left bundle branch pacing：evolution of His-
Purkinje conduction system pacing[J]. J Innov Card Rhythm Manag，2019，10
（5）：3668-3673. DOI：10.19102/icrm.2019.100504.

[106]GuM，LiH，HuYR，et al. Cardiac resynchronization therapy using left ventricular
septal pacing：an alternative to biventricular pacing?[J]. HeartRhythm Case Rep，
2019，5（8）：426-429. DOI：10.1016/j.hrcr.2019.03.011.

[107]JiW，ChenX，ShenJ，et al. Left bundle branch pacing improved heart function in
a 10-year-old child after a 3-month follow-up[J]. Europace，2020，22（8）：
1234-1239. DOI：10.1093/europace/euaa090.

[108]SaldenF，LuermansJ，WestraSW，et al. Short-term hemodynamic and electro-
physiological effects of cardiac resynchronization by left ventricular septal pacing[J].
J Am Coll Cardiol，2020，75（4）：347-359. DOI：10.1016/j.jacc.2019.11.040.

[109]WangY，GuK，QianZ，et al. The efficacy of left bundle branch area pacing com-
pared with biventricular pacing in patients with heart failure：a matched case-con-
trol study[J]. J Cardiovasc Electrophysiol，2020，31（8）：2068-2077. DOI：
10.1111/jce.14628.

[110]VijayaramanP. Left bundle branch pacing for cardiac resynchronization therapy：re-
sults from international LBBP collaborative study group，San Diego，2020[C]. San
Diego：Heart Rhythm Society，2020.

[111]BurriH，KeeneD，WhinnettZ，et al. Device programming for His bundle pacing
[J]. Circ Arrhythm Electrophysiol，2019，12（2）：e006816. DOI：10.1161/CIR-
CEP.118.006816.

[112]LustgartenDL，SharmaPS，VijayaramanP. Troubleshooting and programming considerations for His bundle pacing[J]. Heart Rhythm，2019，16（5）：654-662. DOI：10.1016/j.hrthm.2019.02.031.

[113]嵇荣荣，陶宁超，邱垣皓，等.心房颤动患者希氏束起搏后的R在T上起搏现象与处理对策探讨[J].中华心律失常学，2017，21（3）：234-237. DOI：10.3760/cma.j.issn.1007-6638.2017.03.011.

[114]WangJ，LiangY，WangW，et al. Left bundle branch area pacing is superior to right ventricular septum pacing concerning depolarization-repolarization reserve[J]. J Cardiovasc Electrophysiol，2020，31（1）：313-322. DOI：10.1111 / jce.14295.

[115]SuL，XuL，WuSJ，et al. Pacing and sensing optimization of permanent His-bundle pacing in cardiac resynchronization therapy/implantable cardioverter defibrillators patients：value of integrated bipolar configuration[J]. Europace，2016，18（9）：1399-1405. DOI：10.1093/europace/euv306.

[116]陈学颖，吴圣杰，黄伟剑.希浦系统起搏最新概念[M]

[117]陈义汉，丛洪良，心脏病学实践.北京：人民卫生出版社，2019：